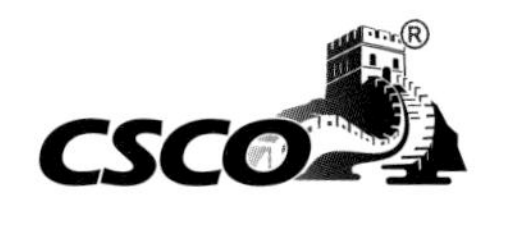

中国临床肿瘤学会（CSCO）非小细胞肺癌诊疗指南 2020

GUIDELINES OF CHINESE SOCIETY OF CLINICAL ONCOLOGY (CSCO)

NON-SMALL CELL LUNG CANCER

中国临床肿瘤学会指南工作委员会 组织编写

人民卫生出版社

图书在版编目（CIP）数据

中国临床肿瘤学会（CSCO）非小细胞肺癌诊疗指南．2020 / 中国临床肿瘤学会指南工作委员会组织编写．—北京：人民卫生出版社，2020

ISBN 978-7-117-30017-9

Ⅰ.①中… Ⅱ.①中… Ⅲ.①肺癌－诊疗－指南 Ⅳ.①R734.2-62

中国版本图书馆 CIP 数据核字（2020）第 083568 号

中国临床肿瘤学会（CSCO）非小细胞肺癌诊疗指南 2020

组织编写：中国临床肿瘤学会指南工作委员会

出版发行：人民卫生出版社（中继线 010-59780011）

地　　址：北京市朝阳区潘家园南里 19 号

邮　　编：100021

E - mail：pmph @ pmph.com

购书热线：010-59787592　010-59787584　010-65264830

印　　刷：北京盛通印刷股份有限公司

经　　销：新华书店

开　　本：787 × 1092　1/32　印张：6

字　　数：149 千字

版　　次：2020 年 6 月第 1 版　2020 年 7 月第 1 版第 2 次印刷

标准书号：ISBN 978-7-117-30017-9

定　　价：40.00 元

打击盗版举报电话：010-59787491　E-mail：WQ @ pmph.com

质量问题联系电话：010-59787234　E-mail：zhiliang @ pmph.com

中国临床肿瘤学会指南工作委员会

组　长　赫　捷　　　李　进

副组长　（以姓氏汉语拼音为序）

程　颖　　樊　嘉　　郭　军　　江泽飞

梁　军　　马　军　　秦叔逵　　王　洁

吴一龙　　徐瑞华　　于金明

中国临床肿瘤学会（CSCO）
非小细胞肺癌诊疗指南

2020

组　长

周彩存　王　洁　程　颖

副组长

王绿化　王长利　韩宝惠　张　力　卢　铀　王哲海

执笔专家组成员（以姓氏汉语拼音为序）

常建华　复旦大学附属肿瘤医院肿瘤内科
陈　明　浙江省肿瘤医院放疗科
陈克能　北京大学肿瘤医院胸外科
程　颖　吉林省肿瘤医院肿瘤内科
范　云　浙江省肿瘤医院胸内科
傅小龙　上海交通大学附属胸科医院放疗科
高树庚　中国医学科学院肿瘤医院胸外科
韩宝惠　上海交通大学附属胸科医院呼吸科

黄云超　　云南省肿瘤医院胸外科

焦顺昌　　中国人民解放军总医院第一医学中心肿瘤内科

林冬梅　　北京大学肿瘤医院胸内科

卢　铀　　四川大学华西医院胸部肿瘤科

陆　舜　　上海交通大学附属胸科医院肺部肿瘤临床医学中心

马智勇　　河南省肿瘤医院呼吸内科

潘跃银　　中国科学技术大学附属第一医院肿瘤科

束永前　　江苏省人民医院肿瘤科

宋　勇　　中国人民解放军东部战区总医院呼吸内科

宋启斌　　武汉大学人民医院肿瘤中心

陶　敏　　苏州大学附属第一医院肿瘤科

王　洁　　中国医学科学院肿瘤医院肿瘤内科

王长利　　天津医科大学肿瘤医院外科

王绿化　　中国医学科学院肿瘤医院深圳医院放射治疗科

王哲海　山东省肿瘤医院内科
王子平　北京大学肿瘤医院胸内一科
吴一龙　广东省人民医院肺癌研究所
伍　钢　华中科技大学同济医学院附属协和医院肿瘤中心胸部肿瘤科
谢丛华　武汉大学中南医院肿瘤放化疗科
许亚萍　同济大学附属上海市肺科医院放疗科
杨　帆　北京大学人民医院胸外科
杨衿记　广东省人民医院肿瘤中心肺一科
袁双虎　山东省肿瘤医院放疗科
张　力　中山大学肿瘤防治中心内科
张兰军　中山大学肿瘤防治中心胸外科
赵路军　天津医科大学肿瘤医院放疗科
支修益　首都医科大学肺癌诊疗中心胸外科
周彩存　同济大学附属上海市肺科医院肿瘤科

周清华　四川大学华西医院 / 天津医科大学总医院肺癌中心
朱　波　中国人民解放军陆军军医大学新桥医院肿瘤科
朱广迎　中日友好医院放射肿瘤科

执笔人（以姓氏汉语拼音为序）

任胜祥　同济大学附属上海市肺科医院肿瘤科
王志杰　中国医学科学院肿瘤医院肿瘤内科

秘　书（以姓氏汉语拼音为序）

段建春　中国医学科学院肿瘤医院肿瘤内科
何雅億　同济大学附属上海市肺科医院肿瘤科

顾问专家组成员（以姓氏汉语拼音为序）

褚　倩　华中科技大学同济医学院附属同济医院胸部肿瘤科
崔久嵬　吉林大学白求恩第一医院肿瘤中心肿瘤科
董丽华　吉林大学白求恩第一医院放疗科

董晓荣　　华中科技大学同济医学院附属协和医院肿瘤中心
方　健　　北京大学肿瘤医院胸部肿瘤内二科
方文峰　　中山大学肿瘤防治中心内科
付振明　　武汉大学人民医院肿瘤中心
郭　珺　　山东省肿瘤医院内科
郭人花　　江苏省人民医院肿瘤科
郭忠良　　同济大学附属东方医院呼吸科
何志勇　　福建省肿瘤医院胸部肿瘤内科
胡　坚　　浙江大学医学院附属第一医院胸外科
胡　毅　　中国人民解放军总医院第一医学中心肿瘤内科
胡晓桦　　广西医科大学第一附属医院肿瘤内科
黄媚娟　　四川大学华西医院胸部肿瘤科
惠周光　　中国医学科学院肿瘤医院放疗科 / 特需医疗部
姜　达　　河北医科大学第四医院肿瘤内科

姜　军　青海大学附属医院肿瘤内科
姜　威　中国医学科学院肿瘤医院深圳医院放射治疗科
李　琳　北京医院肿瘤内科
李鹤成　上海交通大学医学院附属瑞金医院胸外科
李文辉　云南省肿瘤医院放疗科
李晓玲　辽宁省肿瘤医院胸内科
梁　军　北京大学国际医院肿瘤内科
梁世雄　广西医科大学附属肿瘤医院放疗科
梁文华　广州医科大学附属第一医院胸部肿瘤科
廖　峰　中国人民解放军东部战区总医院秦淮医疗区肿瘤内科
刘　慧　中山大学肿瘤防治中心放疗科
刘　喆　首都医科大学附属北京胸科医院肿瘤内科
刘安文　南昌大学第二附属医院肿瘤科
刘俊峰　河北省肿瘤医院胸心外科

刘士新　吉林省肿瘤医院放疗科
刘晓晴　中国人民解放军总医院第五医学中心肺部肿瘤科
柳　江　新疆维吾尔自治区人民医院肿瘤科
柳　影　吉林省肿瘤医院胸部肿瘤内科
马　虎　遵义医科大学第二附属医院胸部肿瘤科
马海涛　苏州大学附属第一医院胸外科
牟巨伟　中国医学科学院肿瘤医院深圳医院胸外科
单建贞　浙江大学医学院附属第一医院肿瘤内科
沈　波　江苏省肿瘤医院肿瘤内科
盛立军　山东省医学科学院附属医院肿瘤内科
石　琴　福州肺科医院肿瘤科
史美祺　江苏省肿瘤医院肿瘤内科
宋　霞　山西省肿瘤医院呼吸内科
苏春霞　同济大学附属上海市肺科医院肿瘤科

孙大强　　天津市胸科医院胸外科
谭锋维　　中国医学科学院肿瘤医院胸外科
谭群友　　中国人民解放军陆军军医大学大坪医院胸外科
汤传昊　　北京大学国际医院肿瘤科
汪步海　　苏北人民医院肿瘤研究所
王　晖　　湖南省肿瘤医院胸部放疗科
王　俊　　山东第一医科大学第一附属医院肿瘤科
王　颖　　重庆大学附属肿瘤医院肿瘤放射治疗中心
王立峰　　南京鼓楼医院肿瘤科
王启鸣　　河南省肿瘤医院肿瘤内科
魏　立　　河南省人民医院胸外科
邬　麟　　湖南省肿瘤医院胸部内科
吴　楠　　北京大学肿瘤医院胸外科
谢聪颖　　温州医科大学附属第二医院放化疗科

熊　飞　湖北省肿瘤医院胸外科
徐　燃　如东县人民医院肿瘤科
徐世东　哈尔滨医科大学附属肿瘤医院胸外科
姚　煜　西安交通大学第一附属医院肿瘤内科
袁智勇　天津医科大学肿瘤医院放疗科
岳东升　天津医科大学肿瘤医院肺部肿瘤外科
臧远胜　上海长征医院肿瘤科
张　莉　华中科技大学同济医学院附属同济医院肿瘤科
张红梅　中国人民解放军空军军医大学西京医院肿瘤科
张树才　首都医科大学附属北京胸科医院肿瘤科
张新伟　天津医科大学肿瘤医院生物治疗科
赵　军　北京大学肿瘤医院胸部肿瘤内科
赵　琼　浙江树人大学树兰国际医学院附属树兰医院胸部肿瘤科
赵　仁　宁夏医科大学总医院肿瘤医院放疗科

赵明芳　　中国医科大学附属第一医院肿瘤内科
钟　华　　上海交通大学附属胸科医院呼吸内科
周　清　　广东省人民医院肺三科
周建娅　　浙江大学医学院附属第一医院呼吸内科
周建英　　浙江大学医学院附属第一医院呼吸科
朱余明　　同济大学附属上海市肺科医院胸外科
朱正飞　　复旦大学附属肿瘤医院放疗科

基于循证医学证据、兼顾诊疗产品的可及性、吸收精准医学新进展，制定中国常见癌症的诊断和治疗指南，是中国临床肿瘤学会（CSCO）的基本任务之一。近年来，临床诊疗指南的制定出现新的趋向，即基于诊疗资源的可及性，这尤其适合发展中国家或地区差异性显著的国家和地区。中国是幅员辽阔，地区经济和学术发展不平衡的发展中国家，CSCO 指南需要兼顾地区发展差异、药物和诊疗手段的可及性以及肿瘤治疗的社会价值三个方面。因此，CSCO 指南的制定，要求每一个临床问题的诊疗意见，需根据循证医学证据和专家共识度形成证据级别，同时结合产品的可及性和效价比形成推荐等级。证据级别高、可及性好的方案，作为Ⅰ级推荐；证据级别较高、专家共识度稍低，或可及性较差的方案，作为Ⅱ级推荐；临床实用，但证据等级不高的，作为Ⅲ级推荐。CSCO 指南主要基于国内外临床研究成果和 CSCO 专家意见，确定推荐等级，便于大家在临床实践中参考使用。CSCO 指南工作委员会相信，基于证据、兼顾可及、结合意见的指南，更适合我国的临床实际。我们期待得到大家宝贵的反馈意见，并将在更新时认真考虑、积极采纳合理建议，保持 CSCO 指南的科学性、公正性和时效性。

中国临床肿瘤学会指南工作委员会

CSCO 诊疗指南证据类别

证据特征			CSCO 专家共识度
类别	水平	来源	
1A	高	严谨的 Meta 分析、大型随机对照临床研究	一致共识 （支持意见≥ 80%）
1B	高	严谨的 Meta 分析、大型随机对照临床研究	基本一致共识，但争议小 （支持意见 60%~80%）
2A	稍低	一般质量的 Meta 分析、小型随机对照研究、设计良好的大型回顾性研究、病例 - 对照研究	一致共识 （支持意见≥ 80%）
2B	稍低	一般质量的 Meta 分析、小型随机对照研究、设计良好的大型回顾性研究、病例 - 对照研究	基本一致共识，但争议小 （支持意见 60%~80%）
3	低	非对照的单臂临床研究、病例报告、专家观点	无共识，且争议大 （支持意见 <60%）

CSCO 诊疗指南推荐等级

推荐等级	标准
Ⅰ级推荐	**1A 类证据和部分 2A 类证据** 一般情况下，CSCO 指南将 1A 类证据和部分专家共识度高且在中国可及性好的 2A 类证据作为Ⅰ级推荐。具体来说，CSCO 指南Ⅰ级推荐具有如下特征：可及性好的普适性诊治措施（包括适应证明确），肿瘤治疗价值相对稳定，基本为国家医保所收录；Ⅰ级推荐的确定，不因商业医疗保险而改变，主要考虑的因素是患者的明确获益性
Ⅱ级推荐	**1B 类证据和部分 2A 类证据** 一般情况下，CSCO 指南将 1B 类证据和部分专家共识度稍低或在中国可及性不太好的 2A 类证据作为Ⅱ级推荐。具体来说，CSCO 指南Ⅱ级推荐具有如下特征：在国际或国内已有随机对照的多中心研究提供的高级别证据，但是可及性差或者效价比低，已超出平民经济承受能力的药物或治疗措施；对于获益明显但价格昂贵的措施，以肿瘤治疗价值为主要考虑因素，也可以作为Ⅱ级推荐
Ⅲ级推荐	**2B 类证据和 3 类证据** 对于正在探索的诊治手段，虽然缺乏强有力的循证医学证据，但是专家组具有一致共识的，可以作为Ⅲ级推荐供医疗人员参考
不推荐 / 反对	对于已有充分证据证明不能使患者获益的，甚至导致患者伤害的药物或者医疗技术，专家组具有一致共识的，应写明“专家不推荐”或者必要时“反对”。可以是任何类别等级的证据

CSCO 非小细胞肺癌诊疗指南（2020）更新要点

1. 影像与分期诊断部分。表格中影像分期部分，添加“颈部 / 锁骨上淋巴结 B 超或 CT”作为Ⅰ级推荐；表格中获取组织或细胞学技术部分，添加“电磁导航支气管镜”作为Ⅱ级推荐；肺癌筛查部分，文字注释部分添加强调“不建议使用胸部 X 线片进行筛查”。

2. 分子分型部分。表格中上调 PD-L1 表达检测推荐等级至Ⅰ级推荐；增加 *NTRK* 融合检测作为Ⅱ级推荐。

3. 可手术的ⅢA/ ⅢB（T3N2M0）期患者治疗部分。表格中分层因素“临床 N2 预期无法行根治性切除”部分，上调度伐利尤单抗作为同步放化疗后巩固治疗推荐等级至Ⅰ级推荐；注释部分，增加 CTONG1103 研究（厄洛替尼（erlotinib）对比含铂双药化疗用于新辅助治疗）研究内容；注释部分，增加 CheckMate-159，LCMC3，NADIM 及 NEOSTAR 等多项免疫新辅助治疗研究。

4. 不可手术的ⅢA/ ⅢB/ ⅢC 期 NSCLC 治疗。表格中上调度伐利尤单抗作为同步放化疗后巩固治疗推荐等级至Ⅰ级推荐。

5. *EGFR* 突变阳性的晚期 NSCLC 治疗部分。一线治疗部分，表格新增达可替尼一线治疗Ⅰ级推荐（1A 类证据），上调奥希替尼一线治疗推荐至Ⅰ级推荐（1A 类证据），并在注释更新 FLAURA 研究内容；耐药后治疗部分，将分层改为“寡进展 /CNS 进展”以及“广泛进展”两部分，对于寡进展 /CNS 进展患者Ⅱ级推荐部分，增加“再次活检明确耐药机制”；对于广泛进展患者Ⅱ级推荐部分，新增阿美替尼。注释部分，新增 CTONG1509 研究数据，增加艾氟替尼、特瑞普利单抗联合化疗二线治疗的相关研究内容。

6. *ALK* 融合阳性的晚期 NSCLC 治疗。一线治疗部分，新增布加替尼（brigatinib）一线治疗Ⅲ级推荐（1A 类证据）。后线治疗部分，将分层因素调整为“寡进展 /CNS 进展”以及“广泛进展”两部分；“广泛进展”部分，新增 brigatinib 作为Ⅲ级推荐并限定用于“一代 TKI 治疗失败”（3 类证据）以及劳拉替尼（lorlatinib）作为Ⅲ级推荐并限定用于“二代 ALK-TKI 一线治疗或一 / 二代 ALK-TKI 治疗均失败”（3 类证据）。注释部分，添加恩莎替尼二线治疗克唑替尼耐药 ALK 阳性患者的Ⅱ期研究内容。

7. *ROS1* 融合阳性的晚期 NSCLC 治疗。一线治疗部分，新增恩曲替尼（entrectinib）一线治疗Ⅲ级推荐（3 类证据），并在注释部分增加 STARTRK-2，STARTRK-1 和 ALKA-372-001 三项研究汇总数据。二线治疗部分，分层因素调整为“寡进展 /CNS 进展”以及“广泛进展”两部分。

8. 新增 *BRAF V600E* 突变 /*NTRK* 融合非小细胞肺癌治疗。一线治疗部分，新增达拉非尼 + 曲美替尼 / 达拉非尼（dabrafenib+trametinib/dabrafenib）一线治疗 *BRAF V600E* 突变患者Ⅲ级推荐（3 类证据）；新增拉罗替尼（larotrectinib）或恩曲替尼（entrectinib）一线治疗 *NTRK* 融合患者Ⅲ级推荐（3 类证据）。

9. Ⅳ期无驱动基因的非鳞癌 NSCLC 治疗。一线治疗Ⅰ级推荐部分，表格中“贝伐珠单抗联合含铂双药化疗 + 贝伐珠单抗维持治疗（1A 类及 2A 类证据）”中，新增贝伐单抗批注为包括原研贝伐珠单抗和经 NMPA 批准的贝伐珠单抗生物类似物，并在注释部分增加 QL1101 研究内容；上调帕博利珠单抗单药一线治疗（限 PD-L1 TPS ≥ 50%）推荐等级至Ⅰ级推荐（1A 类证据）；新增帕博利珠单抗单药一线治疗（限 PD-L1 TPS 1%~49%）（2A 类证据）；上调帕博利珠单抗联合培美曲塞和铂类（1A 类证据）至Ⅰ级推荐。一线治疗Ⅱ级推荐部分，新增卡瑞利珠单抗联合培美曲塞和铂类（1A 类证据）；上调阿替利珠单抗联合紫杉醇 + 卡铂 + 贝伐珠单抗一线治疗至Ⅱ级推荐（1A 类证据）；新增阿替利珠单抗联合白蛋白紫杉醇 + 卡铂一线治疗（1A 类证据）。一线治疗文字注释部分，添加 CheckMate-227、CheckMate-9LA、ORIENT-11 研究内容。二线治疗部分，上调阿替利珠单抗免疫单药二线治疗至Ⅱ级推荐（1A 类证据）；注释部分，添加卡瑞利珠单抗二线治疗晚期 NSCLC 的Ⅱ期伞形研究内容以及卡瑞利珠单抗联合阿帕替尼二线治疗晚期 NSCLC 的Ⅱ期研究内容。

10. 无驱动基因、Ⅳ期鳞癌治疗。一线治疗Ⅰ级推荐部分，上调帕博利珠单抗单药一线治疗（限 PD-L1 TPS ≥ 50%）推荐等级至Ⅰ级推荐（1A 类证据）；增加帕博利珠单抗单药一线治疗（限 PD-L1 TPS 1%~49%）Ⅰ级推荐（2A 类证据），并在注释部分补充 Keynote-042 研究内容；上调帕博利珠单抗联合紫杉醇 / 白蛋白紫杉醇和铂类（1A 类证据）至Ⅰ级推荐。二线治疗部分，上调阿替利珠单抗免疫单药二线治疗至Ⅱ级推荐（1A 类证据）。

11. 所有诊疗表格中未标注证据类别均为 2A 类证据。

1　概要

影像和分期诊断

目的	Ⅰ级推荐	Ⅱ级推荐	Ⅲ级推荐
筛查	高危人群低剂量螺旋 CT[1-4] （1 类证据）		
诊断	胸部增强 CT	PET-CT[5]	
影像分期	胸部增强 CT 头部增强 MRI 或增强 CT 颈部 / 锁骨上淋巴结 B 超或 CT 上腹部增强 CT 或 B 超 全身骨扫描	PET-CT[5]	
获取组织或细胞学技术	纤维支气管镜，EBUS/EUS，经皮穿刺，淋巴结或浅表肿物活检，体腔积液细胞学检查	电磁导航支气管镜、胸腔镜，纵隔镜	痰细胞学

病理学诊断

诊断手段	Ⅰ级推荐	Ⅱ级推荐	Ⅲ级推荐
形态学（常规 HE 染色）	组织形态学明确小细胞肺癌和非小细胞肺癌； 非小细胞肺癌需进一步明确鳞癌和腺癌[1, 2]	细胞学检查制作细胞蜡块； 依据 2015 版 WHO 肺癌组织学分类[1, 2]	
免疫组化（染色）	形态学不明确的 NSCLC，手术标本使用一组抗体鉴别腺癌、鳞癌[1, 3]，手术标本应给出明确亚型，其中 AIS，MIA，附壁型为主的腺癌、肉瘤样癌、腺鳞癌、大细胞癌，以及神经内分泌癌中的类癌、不典型类癌等类型，因需要充分观察标本病理改变或评估肿瘤类型所占比例，手术标本可明确诊断； 晚期活检病例，尽可能使用 TTF-1、P40 两个免疫组化指标鉴别腺癌或鳞癌[3, 4]	小细胞癌标记物：CD56，Syno，CgA，TTF-1，CK，Ki-67； 腺癌、鳞癌鉴别标记物：TTF-1，NapsinA，P40，CK5/6（P63）	

分子分型

分子分型	Ⅰ级推荐	Ⅱ级推荐	Ⅲ级推荐
可手术 Ⅰ~Ⅲ期 NSCLC		术后 N1 和 / 或 N2 阳性非鳞癌进行 *EGFR* 突变检测，指导辅助靶向治疗（1B 类证据）[1-2]	
不可手术 Ⅲ期及Ⅳ期 NSCLC	病理学诊断后保留足够组织标本进行分子检测，根据分子分型指导治疗（1 类证据）[3-7]； 对于非鳞癌组织标本进行： *EGFR* 突变 （1A 类证据），*ALK* 融合 （1A 类证据）及 *ROS1* 融合检测	*BRAF V600E* 突变、*KRAS* 突变、*ERBB2*（HER2）扩增 / 突变、*RET* 重排，*MET* 扩增和 *MET14* 外显子跳跃突变以及 *NTRK* 融合等基因变异可通过单基因检测技术或二代测序技术（NGS）在肿瘤组织中进行，若组织标本不可及，可考虑利用 cf/ctDNA 进行检测（2B 类证据）	采用 NGS 技术检测肿瘤突变负荷（TMB）（2B类证据）[18-19]
	肿瘤标本无法获取或量少不能行基因检测时，可通过外周血游离 / 肿瘤 DNA（cf/ctDNA）进行 *EGFR* 突变检测[8-17]； EGFR-TKIs 耐药患者，建议再次活检进行 *EGFR* T790M 检测[12]。不能获取肿瘤标本的患者，建议行 cf/ctDNA *EGFR* T790M 检测[13, 14] 组织标本采用免疫组化法检测 PD-L1 表达（1 类证据）	不吸烟、经小标本活检诊断鳞癌或混合腺癌成分的患者建议 *EGFR* 突变、*ALK* 融合及 *ROS1* 融合检测	

非小细胞肺癌的治疗

1　ⅠA、ⅠB 期非小细胞肺癌的治疗

分期	分层	Ⅰ级推荐	Ⅱ级推荐	Ⅲ级推荐
ⅠA、ⅠB 期 NSCLC	适宜手术患者	解剖性肺叶切除 + 肺门及纵隔淋巴结清扫术 微创技术下（胸腔镜）的解剖性肺叶切除 + 肺门及纵隔淋巴结清扫术	微创技术下（机器人辅助）的解剖性肺叶切除 + 肺门及纵隔淋巴结清扫术	参与手术比较立体定向放射治疗的临床试验（3 类证据）[1-5] 参与肺叶切除和亚肺叶切除比较的临床试验（3 类证据）[6-8]
	不适宜手术患者	立体定向放射治疗（SBRT/SABR）[2-5，9-12]	采用各种先进放疗技术实施立体定向放疗[2-5，9-12]	

2　ⅡA、ⅡB 期非小细胞肺癌的治疗

分期	分层	Ⅰ级推荐	Ⅱ级推荐	Ⅲ级推荐
ⅡA、ⅡB 期 NSCLC	适宜手术患者	解剖性肺切除 + 肺门及纵隔淋巴结清扫（1 类证据）；微创技术下（胸腔镜）的解剖性肺切除 + 肺门及纵隔淋巴结清扫术；ⅡB 期：含铂双药方案辅助化疗（1 类证据）[15，16]	微创技术下（机器人辅助）的解剖性肺切除 + 肺门及纵隔淋巴结清扫术	ⅡA 期：含铂双药方案辅助化疗（2B 类证据）[14]
	不适宜手术患者	放射治疗[17-20]；同步放化疗（三维适形放疗 / 适形调强放疗 + 化疗）[17-20]	放疗后含铂双药方案化疗（2A 类证据；如无淋巴结转移，2B 类证据）[17-20]	

可手术ⅢA或ⅢB（T3N2M0）期非小细胞肺癌的治疗

分期	分层	Ⅰ级推荐	Ⅱ级推荐	Ⅲ级推荐
临床ⅢA和ⅢB期（T3N2M0）NSCLC（经PET-CT、EBUS/EUS或纵隔镜进行淋巴结分期）	T3-4N1、或T4N0非肺上沟瘤（侵犯胸壁、主支气管或纵隔）	手术（2A类证据）+辅助化疗（1类证据） 根治性放化疗[1-5]	新辅助化疗 ± 放疗+手术（2B类证据）	
	T3-4N1肺上沟瘤	新辅助放化疗+手术+辅助化疗[6-8]	根治性放化疗[1-5]	
	同一肺叶内T3或同侧肺不同肺叶内T4	手术（2A类证据）+辅助化疗 （1类证据）[9, 10]		
	临床N2 单站纵隔淋巴结非巨块型转移（淋巴结短径 <2cm）、预期可完全切除	手术切除（2A类证据）+辅助化疗（1类证据）± 术后放疗[b]（2B类证据） 根治性同步放化疗[1-5]（1类证据）	新辅助化疗 ± 放疗+手术 ± 辅助化疗 ± 术后放疗[a, b]（2B类证据） 对于*EGFR*突变阳性患者，手术+辅助EGFR-TKI靶向治疗[11, 12]（1B类证据）± 术后放疗[b]（2B类证据）	

可手术ⅢA或ⅢB（T3N2M0）期非小细胞肺癌的治疗（续表）

分期	分层	Ⅰ级推荐	Ⅱ级推荐	Ⅲ级推荐
	临床N2 多站纵隔淋巴结转移、预期可能完全切除	根治性同步放化疗[1-5]（1类证据）	新辅助化疗±放疗+手术±辅助化疗±术后放疗[a, b]（2B类证据），对于直接手术并且术后检测为*EGFR*突变阳性患者，术后辅助EGFR-TKI靶向治疗[11, 12]（1B类证据）±术后放疗[c]（2B类证据）	
	临床N2 预期无法行根治性切除[d]	根治性同步放化疗[1-5]（1类证据）； 度伐利尤单抗作为同步放化疗后的巩固治疗（1A类证据）[14, 15]		

[a] 若术前未行新辅助放疗，术后可考虑辅助放疗。

[b] 术后病理N2可以考虑术后放疗（2B类证据）或加入术后放疗随机分组研究。

[c] 该组患者的局部区域复发风险较单站N2淋巴结转移患者进一步升高，术后病理N2可以考虑术后放疗（2B类证据）。

[d] 参考“不可手术ⅢA、ⅢB、ⅢC期非小细胞肺癌的治疗”部分。

不可手术ⅢA、ⅢB、ⅢC期非小细胞肺癌的治疗

分期	分层	Ⅰ级推荐	Ⅱ级推荐	Ⅲ级推荐
不可切除ⅢA期、ⅢB期、ⅢC期NSCLC	PS=0~1	1. 多学科团队讨论 2. 根治性同步放化疗（1类证据）[1, 2] 放疗：三维适形调强/图像引导适形调强放疗；累及野淋巴结区域放疗（1类证据）[3-5] 化疗： 顺铂+依托泊苷（足叶乙苷）（1类证据）[6] 顺铂/卡铂+紫杉醇（1类证据）[6] 顺铂+多西他赛（1类证据）[7] 顺铂或卡铂+培美曲塞（非鳞癌，1类证据）[8, 9] 3. 度伐利尤单抗作为同步放化疗后的巩固治疗（1A类证据）[10, 11]	1. 序贯化疗+放疗[12-14] 化疗： 顺铂+紫杉醇（1类证据） 顺铂+长春瑞滨（1类证据） 放疗：三维适形放疗[15] 2. MDT讨论评价诱导治疗后降期手术的可行性，如能做到完全性切除，诱导治疗后手术治疗	

不可手术Ⅲ A、Ⅲ B、Ⅲ C 期非小细胞肺癌的治疗（续表）

分期	分层	Ⅰ级推荐	Ⅱ级推荐	Ⅲ级推荐
	PS=2	1. 单纯放疗：三维适形放疗[15]； 2. 序贯放疗 + 化疗[12-14] 放疗：三维适形调强 / 图像引导适形调强放疗；累及野淋巴结区域放疗 （1 类证据）[3-5] 化疗： 卡铂 + 紫杉醇（1 类证据） 顺铂或卡铂 + 培美曲塞 （非鳞癌，1 类证据）[8, 9]	单纯化疗：化疗方案参考Ⅳ期无驱动基因突变 NSCLC 方案； 靶向治疗：靶向治疗方案参考Ⅳ期驱动基因阳性 NSCLC 方案（限驱动基因阳性患者）	

Ⅳ期驱动基因阳性非小细胞肺癌

EGFR 突变非小细胞肺癌的治疗

分期	分层	Ⅰ级推荐	Ⅱ级推荐	Ⅲ级推荐
Ⅳ期 *EGFR* 突变 NSCLC 一线治疗 [a, b, c]		吉非替尼（1A 类证据）、 厄洛替尼（1A 类证据）、 埃克替尼（1A 类证据）、 阿法替尼（1A 类证据）、 达可替尼（1A 类证据）、 奥希替尼（1A 类证据）[1-6]； [脑转移病灶≥ 3 个： EGFR-TKI 治疗 （1B 类证据）[7]]	吉非替尼或厄洛替尼 + 化疗（PS=0~1）[9]； 厄洛替尼 + 贝伐珠单抗 [14]； 含铂双药化疗或含 铂双药化疗 + 贝伐珠单抗 （非鳞癌）[d]	
Ⅳ期 *EGFR* 突变 NSCLC 耐药后治疗 [e]	寡进展或 CNS 进展	继续原 EGFR-TKI 治疗 + 局部治疗 [10]	再次活检明确耐药机制	
	广泛进展	一 / 二代 TKI 一线治疗失败再次活检：T790M 阳性者：奥希替尼（1A 类证据）[11]； 再次活检 T790M 阴性者或者三代 TKI 治疗失败：含铂双药化疗 ± 贝伐单抗（非鳞癌）（1A/2A 类证据）	再次活检评估其他耐药机制； 再次检测 T790M 阳性者：含铂双药化疗或含铂双药化疗 + 贝伐珠单抗（非鳞癌） 阿美替尼 [12]	

EGFR 突变非小细胞肺癌的治疗（续表）

分期	分层	Ⅰ级推荐	Ⅱ级推荐	Ⅲ级推荐
Ⅳ期 *EGFR* 突变 NSCLC 靶向及含铂双药失败后治疗	PS=0~2	单药化疗	单药化疗 + 贝伐珠单抗（非鳞癌）； 安罗替尼	

a. 本章节主要涉及多发转移患者，寡转移参考本指南其他相应章节；

b. 确诊 *EGFR* 突变前由于各种原因接受了化疗的患者，在确诊 *EGFR* 突变后，除推荐参考本指南选择 EGFR-TKI 外，也可在疾病进展或不能耐受当前治疗时参考本指南一线治疗；

c. 部分患者确诊晚期 NSCLC 后因为各种原因未能明确基因类型，一线接受化疗的患者进展后活检明确诊断为 *EGFR* 突变，治疗参考本指南一线治疗；

d. 具体药物可参考本指南驱动基因阴性Ⅳ期 NSCLC 治疗部分；

e. 耐药后进展模式根据进展部位和是否寡进展划分为以下两种类型：

寡进展或 CNS 进展：局部孤立病灶进展或者中枢神经系统病灶进展；

广泛进展：全身或多部位病灶显著进展。

ALK 融合阳性非小细胞肺癌

分期	分层	Ⅰ级推荐	Ⅱ级推荐	Ⅲ级推荐
Ⅳ期 *ALK* 融合 NSCLC 一线治疗[a, b, c]		阿来替尼（优先推荐）（1A 类证据）[1, 2]； 克唑替尼（1A 类证据）[3]	含铂双药化疗或含铂双药化疗 + 贝伐珠单抗（非鳞癌）[4] d	brigatinib（1A类证据）[5]
Ⅳ期 *ALK* 融合 NSCLC 靶向后线治疗	寡进展或 CNS 进展	原 TKI 治疗 + 局部治疗[6]； 阿来替尼或塞瑞替尼（限一线克唑替尼）[7, 8]	含铂双药化疗 + 局部治疗或含铂双药化疗 + 贝伐珠单抗（非鳞癌）+ 局部治疗[4, 6]	
	广泛进展	一代 TKI 一线治疗失败：阿来替尼 / 塞瑞替尼（1 类证据）[7, 8]； 二代 TKI 一线治疗或一代 / 二代 TKI 治疗均失败：含铂双药化疗或含铂双药化疗 + 贝伐珠单抗（非鳞癌）（1 类证据）[4]	一代 TKI 一线治疗失败：含铂双药化疗或含铂双药化疗 + 贝伐珠单抗（非鳞癌）（1 类证据）[4] 活检评估耐药机制[9] 进入临床研究[10]	一代 TKI 一线治疗失败：brigatinib（3类证据）[11]； 二代 TKI 一线治疗或一 / 二代 TKI 治疗均失败：lorlatinib（3类证据）[12]

ALK 融合阳性非小细胞肺癌（续表）

分期	分层	Ⅰ级推荐	Ⅱ级推荐	Ⅲ级推荐
Ⅳ期 *ALK* 融合 NSCLC 靶向及含铂双药失败后治疗	PS=0~2	单药化疗	单药化疗 + 贝伐珠单抗（非鳞癌）[13]	安罗替尼[14]

a. 本章节主要涉及多发转移患者，寡转移参考本指南其他相应章节；

b. 确诊 *ALK* 融合前接受了化疗，可在确诊 *ALK* 融合后中断化疗或化疗完成后接受 ALK 抑制剂治疗；

c. 确诊晚期 NSCLC 后未行 *ALK* 融合相关检测，一线治疗后活检为 *ALK* 融合，治疗参考本指南一线治疗；

d. 具体药物可参考本指南驱动基因阴性Ⅳ期 NSCLC 治疗部分。

ROS1 融合阳性非小细胞肺癌

分期	分层	Ⅰ级推荐	Ⅱ级推荐	Ⅲ级推荐
Ⅳ期 *ROS1* 融合 NSCLC 一线治疗 a, b, c		克唑替尼（1 类证据）[1]	含铂双药化疗或含铂双药化疗 + 贝伐珠单抗（非鳞癌）[2] d	恩曲替尼（3 类证据）[3]

ROS1 融合阳性非小细胞肺癌（续表）

分期	分层	Ⅰ级推荐	Ⅱ级推荐	Ⅲ级推荐
Ⅳ期 *ROS1* 融合 NSCLC 二线治疗	寡进展或 CNS 进展	克唑替尼或克唑替尼 + 局部治疗（限 CNS/ 寡进展）[4, 5]	含铂双药化疗 + 局部治疗或含铂双药化疗 + 局部治疗 + 贝伐珠单抗（非鳞癌）[2, 6]	
	广泛进展	含铂双药化疗或含铂双药化疗 + 贝伐珠单抗[2, 6]	参加 ROS1 抑制剂临床研究[7]	
Ⅳ期 *ROS1* 融合 NSCLC 三线治疗	PS=0~2	单药化疗	单药化疗 + 贝伐珠单抗（非鳞癌）[8] 参加 ROS1 抑制剂临床研究[7]	

a. 本章节主要涉及多发转移患者，寡转移参考本指南其他相应章节；

b. 患者确诊 *ROS1* 融合前接受了化疗，可在确诊 *ROS1* 融合后中断化疗或化疗完成后接受 ROS1 抑制剂治疗；

c. 确诊晚期 NSCLC 后未行 *ROS1* 融合相关检测，一线治疗后活检为 *ROS1* 融合，治疗参考本指南一线治疗；

d. 具体药物可参考本指南驱动基因阴性Ⅳ期 NSCLC 治疗部分。

BRAF V600E 突变 / *NTRK* 融合非小细胞肺癌

分期	分层	Ⅰ级推荐	Ⅱ级推荐	Ⅲ级推荐
Ⅳ期 *BRAF V600E* 突变 NSCLC 的一线治疗		参考Ⅳ期无驱动基因非小细胞肺癌的一线治疗		达拉非尼 + 曲美替尼 / 达拉非尼（3 类证据）[1] 或见Ⅳ期无驱动基因、非鳞癌非小细胞肺癌的一线治疗Ⅲ级推荐
Ⅳ期 *NTRK* 融合 NSCLC 的一线治疗		参考Ⅳ期无驱动基因非小细胞肺癌的一线治疗		entrectinib（恩曲替尼）或 larotrectinib（拉罗替尼）（3 类证据）[2, 3] 或见Ⅳ期无驱动基因、非鳞癌非小细胞肺癌的一线治疗Ⅲ级推荐
Ⅳ期 *BRAF V600E* 突变 /*NTRK* 融合 NSCLC 的后线治疗		参考Ⅳ期驱动基因阳性非小细胞肺癌的后线治疗（一线使用靶向药物）； 参考Ⅳ期无驱动基因非小细胞肺癌的后线治疗或靶向治疗（一线未使用靶向治疗）		

Ⅳ期无驱动基因、非鳞癌非小细胞肺癌

分期	分层	Ⅰ级推荐	Ⅱ级推荐	Ⅲ级推荐
Ⅳ期无驱动基因、非鳞癌 NSCLC 一线治疗[a]	PS=0~1	1. 培美曲塞联合铂类 + 培美曲塞单药维持治疗（1A 类证据）[1] 2. 贝伐珠单抗[b]联合含铂双药化疗[2, 3] + 贝伐珠单抗维持治疗（1A 类及 2A 类证据） 3. 含顺铂或卡铂双药方案： 顺铂 / 卡铂联合吉西他滨（1A 类证据）[4]或多西他赛（1A 类证据）[4]或紫杉醇 / 紫杉醇脂质体（1A 类证据 /2A 类证据）[4,5]或长春瑞滨（1A 类证据）[4]或培美曲塞（1A 类证据）[1] 4. 不适合铂类的选择非铂双药方案： 吉西他滨 + 多西他赛（1 类证据）[6] 吉西他滨 + 长春瑞滨（1 类证据）[6] 5. 帕博利珠单抗单药（限 PD-L1 TPS ≥ 50%（1A 类证据），PD-L1 TPS 1~49%（2A 类证据））[7, 8] 6. 帕博利珠单抗联合培美曲塞和铂类（1A 类证据）[9]	卡瑞利珠单抗联合培美曲塞和铂类（1A 类证据）[10] 紫杉醇 + 卡铂 + 贝伐珠单抗 + 阿替利珠单抗（1A 类证据）[11] 白蛋白紫杉醇 + 卡铂 + 阿替利珠单抗（1A 类证据）[12] 重组人血管内皮抑制素联合长春瑞滨 / 顺铂 + 重组人血管内皮抑制素维持治疗（2B 类证据）[13]	

Ⅳ期无驱动基因、非鳞癌非小细胞肺癌（续表）

分期	分层	Ⅰ级推荐	Ⅱ级推荐	Ⅲ级推荐
Ⅳ期无驱动基因、非鳞癌 NSCLC 一线治疗[a]	PS=2	单药化疗 吉西他滨 紫杉醇 长春瑞滨 多西他赛 培美曲塞	培美曲塞 + 卡铂； 每周方案紫杉醇 + 卡铂	
二线治疗[c]	PS=0~2	纳武利尤单抗（1A 类证据）[14] 或多西他赛（1A 类证据）[15] 或培美曲塞[15] （如一线未接受同一药物）	帕博利珠单抗 （限 PD-L1 TPS ≥ 1%） （1A 类证据）[16] 阿替利珠单抗 （1A 类证据）[17]	
	PS=3~4	最佳支持治疗		
三线治疗	PS=0~2	纳武利尤单抗（1 类证据）[14] 或多西他赛（1 类证据）[15] 或培美曲塞[15] （如既往未接受同一药物）； 安罗替尼（限 2 个化疗方案失败后） （1 类证据）[18]	鼓励患者参加临床 研究	

a. 抗肿瘤治疗同时应给予最佳支持治疗；

b. 包括原研贝伐珠单抗和经 NMPA 批准的贝伐珠单抗生物类似物；

c. 如果疾病得到控制且毒性可耐受，化疗直至疾病进展。

Ⅳ期无驱动基因、鳞癌的治疗

分期	分层	Ⅰ级推荐	Ⅱ级推荐	Ⅲ级推荐
Ⅳ期无驱动基因、鳞癌一线治疗[a]	PS=0~1	1. 含顺铂或卡铂双药： 顺铂或卡铂联合 吉西他滨（1A 类证据）[1, 2] 或多西他赛（1A 类证据）[1, 3] 或紫杉醇（1A 类证据）[1] 或脂质体紫杉醇[4] 2. 含奈达铂双药 奈达铂 + 多西他赛（1B 类证据）[5] 3. 不适合铂类的选择非铂双药方案： 吉西他滨 + 多西他赛（1 类证据）[6] 或吉西他滨 + 长春瑞滨（1 类证据）[6] 4. 帕博利珠单抗单药（限 PD-L1 TPS ≥ 50%（1A 类证据），PD-L1 TPS 1%~49%（2A 类证据）[7, 8]； 5. 帕博利珠单抗联合紫杉醇 / 白蛋白紫杉醇和铂类（1A 类证据）[9]	吉西他滨维持治疗（2B 类证据）[10] (限一线吉西他滨联合铂类且 KPS>80 分)	白蛋白紫杉醇联合卡铂（2B类证据）[11]

概要

Ⅳ期无驱动基因、鳞癌的治疗（续表）

分期	分层	Ⅰ级推荐	Ⅱ级推荐	Ⅲ级推荐
Ⅳ期无驱动基因、鳞癌一线治疗 a	PS=2	单药化疗： 吉西他滨[12] 或紫杉醇[13] 或长春瑞滨[14] 或多西他赛[14]	最佳支持治疗	
二线治疗 b	PS=0~2	纳武利尤单抗（1A 类证据）[15] 或多西他赛（1A 类证据）[14] （如一线未接受同一药物）	帕博利珠单抗 （限 PD-L1 TPS ≥ 1%） （1A 类证据）[16]； 阿替利珠单抗 （1A 类证据）[17] 单药吉西他滨[18]或 长春瑞滨[14] （如一线未接受同一药物）； 阿法替尼（如不适合化疗及免疫治疗） （1B 类证据）[19]	
	PS=3~4	最佳支持治疗		

Ⅳ期无驱动基因、鳞癌的治疗（续表）

分期	分层	Ⅰ级推荐	Ⅱ级推荐	Ⅲ级推荐
三线治疗	PS=0~2	纳武利尤单抗（1A类证据）[15] 或多西他赛（1A类证据）[14] （如既往未接受同一药物）	安罗替尼（1B类证据）（限外周型鳞癌）； 鼓励患者参加临床研究	

a. 抗肿瘤治疗同时应给予最佳支持治疗；

b. 如果疾病得到控制且毒性可耐受，化疗直至疾病进展。

Ⅳ期孤立性转移非小细胞肺癌

孤立脑或肾上腺转移非小细胞肺癌的治疗

分期	分层	Ⅰ级推荐	Ⅱ级推荐	Ⅲ级推荐
孤立性脑或孤立性肾上腺转移	PS=0~1、肺部病变为非N2且可完全性切除	脑或肾上腺转移灶切除＋肺原发病变完全性手术切除＋系统性全身化疗（1类证据）[1-8] 脑SRS（SRT）＋肺原发病变完全性手术切除＋系统性全身化疗[9，10]	脑或肾上腺转移灶SRS/SRT/SBRT+肺原发病变SBRT＋系统性全身化疗（1类证据）[11-15]	
	PS=0~1、肺部病灶为T4或N2	脑或肾上腺转移灶SRS/SRT/SBRT+肺部病变同步或序贯放化疗＋系统性全身化疗（2B类证据）[3，4，15-18]		
	PS≥2	按Ⅳ期处理		

TNM分期参照IASLC/UICC第8版；SRS（stereotactic radiosurgery）：立体定向放射外科；WBRT（whole brain radiotherapy）：全脑放射治疗；SRT（stereotactic radiation therapy）：立体定向放疗；SBRT（stereotactic body radiation therapy）：体部立体定向放疗

孤立性骨转移的处理

分期	分层	Ⅰ级推荐	Ⅱ级推荐	Ⅲ级推荐
孤立性骨转移	PS=0~1、肺部病变为非 N2 且可完全性切除	肺原发病变完全性手术切除 + 骨转移病变放射治疗 + 系统性全身化疗 + 双膦酸盐治疗（2B 类证据）[1-7]	肺原发病变放射治疗 + 骨转移病变放射治疗 + 系统性全身化疗 + 双膦酸盐治疗（2B 类证据）[8, 9]	
	PS=0~1、肺部病变为 N2 或 T4	肺原发病变序贯或同步放化疗 + 骨转移病变放射治疗 + 双膦酸盐治疗 + 系统性全身化疗（2B 类证据）[9-11]		

随访

		Ⅰ级推荐	Ⅱ级推荐	Ⅲ级推荐
Ⅰ~Ⅱ期和可手术切除ⅢA期NSCLC R0切除术后或SBRT治疗后				
无临床症状或症状稳定患者	前2年（每6个月随访一次）	病史； 体格检查； 胸部平扫CT，腹部CT或B超（每6个月一次）； 吸烟情况评估（鼓励患者戒烟）（2B类证据）	可考虑选择胸部增强CT	
	3~5年（每年随访一次）	病史； 体格检查； 胸部平扫CT，腹部CT或B超（每年一次）； 吸烟情况评估（鼓励患者戒烟）（2B类证据）		
	5年以上（每年随访一次）	病史； 体格检查； 鼓励患者继续胸部平扫CT，腹部CT或B超（每年一次）； 吸烟情况评估（鼓励患者戒烟）（2B类证据）		

随访（续表）

		Ⅰ级推荐	Ⅱ级推荐	Ⅲ级推荐
不可手术切除ⅢA 期、ⅢB 期和ⅢC 期 NSCLC 放化疗结束后				
无临床症状或症状稳定患者	前 3 年（每 3~6 个月随访一次）	病史； 体格检查； 胸腹部（包括肾上腺）增强 CT（每 3~6 个月一次）； 吸烟情况评估（鼓励患者戒烟）（2B 类证据）		
	4~5 年（每 6 个月一次）	病史； 体格检查； 胸腹部（包括肾上腺）增强 CT（每 6 个月一 1 次）； 吸烟情况评估（鼓励患者戒烟）（2B 类证据）		
	5 年后（每年一次）	病史； 体格检查； 胸腹部（包括肾上腺）增强 CT（每年一次）； 吸烟情况评估（鼓励患者戒烟）（2B 类证据）		

随访（续表）

		Ⅰ级推荐	Ⅱ级推荐	Ⅲ级推荐
Ⅳ期 NSCLC 全身治疗结束后				
无临床症状或症状稳定患者	每 6~8 周随访一次	病史； 体格检查； 影像学复查建议每 6~8 周一次，常规胸腹部（包括肾上腺）增强 CT；合并有脑、骨等转移者，可定期复查脑 MRI 和 / 或骨扫描或症状提示性检查（2B 类证据）	临床试验者随访密度和复查手段遵循临床试验研究方案	
症状恶化或新发症状者		即时随访		

Ⅰ~ⅢA 期 NSCLC 局部治疗后随访，常规不进行头颅 CT 或 MRI、骨扫描或全身 PET-CT 检查，仅当患者出现相应部位症状时才进行；ⅢB~Ⅳ期 NSCLC 不建议患者采用 PET-CT 检查作为常规复查手段。

2 影像和分期诊断

目的	Ⅰ级推荐	Ⅱ级推荐	Ⅲ级推荐
筛查	高危人群低剂量螺旋CT[1-4] （1类证据）		
诊断	胸部增强CT	PET-CT[5]	
影像分期	胸部增强CT 头部增强MRI或增强CT 颈部/锁骨上淋巴结B超或CT 上腹部增强CT或B超 全身骨扫描	PET-CT[5]	
获取组织或细胞学技术	纤维支气管镜，EBUS/EUS，经皮穿刺，淋巴结或浅表肿物活检，体腔积液细胞学检查	电磁导航支气管镜、胸腔镜，纵隔镜	痰细胞学

【注释】

肺癌是中国和世界范围内发病率和病死率最高的恶性肿瘤，确诊时多数患者分期较晚是影响肺癌预后的重要原因[6, 7]，而早期肺癌可以通过多学科综合治疗实现较好的预后，甚至达到治愈的目的。

因此，对高危人群进行肺癌筛查的研究一直在进行中。美国国家肺筛查试验（national lung screening trial，NLST）纳入53 454名重度吸烟患者进行随机对照研究，评估采用胸部低剂量螺旋CT筛查肺癌的获益和风险[1]，结果显示，与胸部X线片相比，经低剂量螺旋CT筛查的、具有高危因素的人群肺癌相关病死率降低了20%（95%CI 6.8~26.7；*P*=0.004）[2]。此处高危人群指的是年龄在55~74岁，吸烟≥30包/年，仍在吸烟或者戒烟<15年（1类证据）；年龄≥50岁，吸烟≥20包/年，另需附加一项危险因素（2A类证据），危险因素包括：氡气暴露史，职业暴露史，恶性肿瘤病史，一级亲属肺癌家族史，慢性阻塞性肺气肿或肺纤维化病史[4]。推荐对高危人群进行低剂量螺旋CT筛查，不建议通过胸部X线片进行筛查。

胸部增强CT、上腹部增强CT（或B超）、头部增强MRI（或增强CT）以及全身骨扫描是肺癌诊断和分期的主要方法。一项Meta分析汇集了56个临床研究共8 699例患者[6]。结果提示，^{18}F-FDG PET-CT对于淋巴结转移和胸腔外转移（脑转移除外）有更好的诊断效能。由于PET-CT价格昂贵，故本指南将PET-CT作为诊断和分期的Ⅱ级推荐。当纵隔淋巴结是否转移影响治疗决策，而其他分期手段难以确定时，推荐采用纵隔镜或超声支气管镜检查（EBUS/EUS）等有创分期手段明确纵隔淋巴结状态。痰细胞学是可行的病理细胞学诊断方法，但由于容易产生诊断错误，在组织活检或体腔积液（如胸腔积液）等可行的情况下，应尽可能减少痰细胞学的诊断。

参考文献

[1] ABERLE DR, BERG CD, BLACK WC, et al. The National Lung Screening Trial: overview and study design. Radiology, 2011, 258 (1) : 243-253.

[2] ABERLE DR, ADAMS AM, BERG CD, et al. Reduced lung-cancer mortality with low-dose computed tomographic screening. N Engl J Med, 2011, 365 (5) : 395-409.

[3] ABERLE DR, ADAMS AM, BERG CD, et al. Baseline characteristics of participants in the randomized national lung screening trial. J Natl Cancer Inst, 2010, 102 (23) : 1771-1779.

[4] NCCN Clinical Practice Guidelines in Oncology (NCCN Guidelines®) Non-Small Cell Lung Cancer (Version 2, 2018) .

[5] WU Y, LI P, ZHANG H, et al. Diagnostic value of fluorine 18 fluorodeoxyglucose positron emission tomography/computed tomography for the detection of metastases in non-small-cell lung cancer patients. Int J Cancer, 2013, 132 (2) : E37-E47.

[6] CARNEY DN. Lung cancer—time to move on from chemotherapy. N Engl J Med, 2002, 346 (2) : 126-128.

3　病理学诊断

诊断手段	Ⅰ级推荐	Ⅱ级推荐	Ⅲ级推荐
形态学（常规 HE 染色）	组织形态学明确小细胞肺癌和非小细胞肺癌； 非小细胞肺癌需进一步明确鳞癌和腺癌[1,2]	细胞学检查制作细胞蜡块； 依据 2015 版 WHO 肺癌组织学分类[1,2]	
免疫组化（染色）	形态学不明确的 NSCLC，手术标本使用一组抗体鉴别腺癌、鳞癌[1,3]，手术标本应给出明确亚型，其中 AIS，MIA，附壁型为主的腺癌、肉瘤样癌、腺鳞癌、大细胞癌，以及神经内分泌癌中的类癌、不典型类癌等类型，因需要充分观察标本病理改变或评估肿瘤类型所占比例，手术标本可明确诊断； 晚期活检病例，尽可能使用 TTF-1、P40 两个免疫组化指标鉴别腺癌或鳞癌[3,4]	小细胞癌标记物：CD56，Syno，CgA，TTF-1，CK，Ki-67； 腺癌、鳞癌鉴别标记物：TTF-1，NapsinA，P40，CK5/6（P63）	

【注释】

（1）细胞学标本诊断原则

1）对找到的肿瘤细胞或可疑肿瘤细胞标本均应尽可能制作与活检组织固定程序规范要求一致的福尔马林石蜡包埋（formalin-fixed paraffin-embedded，FFPE）细胞学蜡块。

2）根据细胞学标本形态特点及免疫细胞化学（immunocytochemistry，ICC）染色结果可以对细胞学标本进行准确诊断、分型及细胞来源判断[5-7]，与组织标本诊断原则类似，此类标本应尽量减少使用非小细胞肺癌 - 非特指型（non-small cell lung cancer，not otherwise specified，NSCLC-NOS）的诊断。细胞学标本分型及来源判断所采用的 ICC 染色指标及结果判读同组织学标本。

3）细胞学标本准确分型需结合免疫细胞化学染色，建议非小细胞肺癌细胞学标本病理分型不宜过于细化，仅作腺癌、鳞癌、神经内分泌癌或 NSCLC-NOS 等诊断，目前无需在此基础上进一步分型及进行分化判断。在细胞学标本不进行大细胞癌诊断[1]。

4）细胞学标本可以接受“可见异型细胞”病理诊断，并建议再次获取标本以明确诊断，但应尽量减少此类诊断。

5）各种细胞学制片及 FFPE 细胞学蜡块标本经病理质控后，均可进行相关驱动基因改变检测[8，9]。

（2）组织标本诊断原则

1）手术标本及活检小标本诊断术语依据 2015 版 WHO 肺癌分类标准，见附录（病理诊断）；手术切除标本诊断报告应满足临床分期及诊治需要。

2）临床医生应用“非鳞癌”界定数种组织学类型及治疗相似的一组患者，在病理诊断报告中应将 NSCLC 分型为腺癌、鳞癌、NSCLC-NOS 及其他类型，不能应用“非鳞癌”这一术语。

3）如果同时有细胞学标本及活检标本时，应结合两者观察，综合做出更恰当的诊断。

4）原位腺癌（AIS）及微小浸润癌（MIA）的诊断不能在小标本及细胞学标本完成，术中冰冻诊断也有可能不准确。如果在小标本中没有看到浸润，应归为肿瘤的贴壁生长方式，可诊断为腺癌，并备注不除外 AIS、MIA 或贴壁生长方式的浸润性腺癌[1]。<3cm 临床表现为毛玻璃影成分的肺结节手术切除标本应全部取材，方可诊断 AIS 或 MIA。

5）手术标本腺癌需确定具体病理亚型及比例（以 5% 含量递增比例）。按照各亚型所占比例从高至低依次列出。微乳头型腺癌及实体型腺癌未达 5% 亦应列出。

6）腺鳞癌诊断标准为具有鳞癌及腺癌形态学表现或免疫组化标记显示有两种肿瘤类型成分，每种类型至少占 10% 以上。小标本及细胞学标本不能做出此诊断。

7）神经内分泌免疫组化检测只应用于肿瘤细胞形态学表现出神经内分泌特点的病例。

8）手术标本病理诊断应给出明确亚型，其中 AIS，MIA，附壁型为主的腺癌、肉瘤样癌、腺鳞癌、大细胞癌，以及神经内分泌癌中的类癌、不典型类癌等类型，因需要充分观察标本病理改变或评估肿瘤类型所占比例，只有在手术切除标本中才可以明确诊断。

9）同一患者治疗后不同时间小标本活检病理诊断尽量避免使用组织类型之间转化的诊断[10]，如小细胞癌，治疗后转化为非小细胞癌。此种情况不能除外小活检标本取材受限，未能全面反映原肿瘤组织学类型，有可能原肿瘤是复合性小细胞癌，化疗后其中非小细胞癌成分残留所致。

10）神经内分泌肿瘤标记物包括 CD56、Syn、CgA，在具有神经内分泌形态学特征基础上至少有一种神经内分泌标记物明确阳性，神经内分泌标记阳性的细胞数应大于 10% 肿瘤细胞量才可诊断神经内分泌肿瘤。在少量 SCLC 中可以不表达神经内分泌标记物，结合形态及 TTF-1 弥漫阳性与 CK 核旁点状阳性颗粒特点也有助于 SCLC 的诊断[10]。

11）怀疑累及肺膜时，应进行弹性纤维特殊染色辅助判断[11, 12]；特染 AB/PAS 染色、黏液卡红染色用于判断黏液分泌；腺癌鉴别指标：TTF-1，Napsin-A；鳞癌：P40，P63，CK5/6，注意 P63 也可表达于部分肺腺癌中，相对来讲，P40、CK5/6 对鳞状细胞癌更特异[1-4]。

12）对于晚期 NSCLC 患者小标本，尽可能少地使用免疫组化指标（TTF-1，P40）以节省标本用于后续分子检测[1, 4, 13]。

参考文献

[1] TRAVIS WD, BRAMBILLA E, NICHOLSON AG, et al. The 2015 World Health Organization classification of lung tumors: impact of genetic, clinical and radiologic advances since the 2004 classification. J Thorac Oncol, 2015, 10 (9) : 1243-1260.

[2] TRAVIS WD, BRAMBILLA E, BURKE A, et al. Introduction to The 2015 World Health Organization classification of tumors of the lung, pleura, thymus, and heart. J Thorac Oncol, 2015, 10 (9) : 1240-1242.

[3] REKHTMAN N, ANG DC, SIMA CS, et al. Immunohistochemical algorithm for differentiation of lung adenocarcinoma and squamous cell carcinoma based on large series of whole-tissue sections with validation in small specimens. Mod Pathol, 2011, 24 (10) : 1348-1359.

[4] NONAKA D. A study of DeltaNp63 expression in lung non-small cell carcinomas. Am J Surg Pathol, 2012, 36 (6) : 895-899.

[5] CUNHA SG, SAIEG MA. Cell blocks for subtyping and molecular studies in non-small cell lung carcinoma. Cytopathology, 2015, 26 (5) : 331-333.

[6] KAPILA K, AL-AYADHY B, FRANCIS IM, et al. Subclassification of pulmonary non-small

cell lung carcinoma in fine needle aspirates using a limited immunohistochemistry panel. J Cytol, 2013, 30 (4) : 223-225.

[7] KIMBRELL HZ, GUSTAFSON KS, HUANG M, et al. Subclassification of non-small cell lung cancer by cytologic sampling: a logical approach with selective use of immunocytochemistry. Acta Cytol, 2012, 56 (4) : 419-424.

[8] TREECE AL, MONTGOMERY ND, PATEL NM, et al. FNA smears as a potential source of DNA for targeted next-generation sequencing of lung adenocarcinomas. Cancer Cytopathol, 2016, 124 (6) : 406-414.

[9] BETZ BL, DIXON CA, WEIGELIN HC, et al. The use of stained cytologic direct smears for ALK gene rearrangement analysis of lung adenocarcinoma. Cancer Cytopathol, 2013, 121 (9) : 489-499.

[10] HASLETON P, FLIEDER DB. Spencer's Pathology of the Lung. 6th ed. Cambridge: Cambridge University Press, 2013.

[11] BUTNOR KJ, BEASLEY MB, CAGLE PT, et al. Protocol for the examination of specimens from patients with primary non-small cell carcinoma, small cell carcinoma, or carcinoid tumor of the lung. Arch Pathol Lab Med, 2009, 133 (10) : 1552-1559.

[12] TRAVIS WD, BRAMBILLA E, RAMI-PORTA R, et al. Visceral pleural invasion: pathologic criteria and use of elastic stains: proposal for the 7th edition of the TNM classification for lung cancer. J Thorac Oncol, 2008, 3 (12) : 1384-1390.

[13] LEIGHL NB, REKHTMAN N, BIERMANN WA, et al. Molecular testing for selection of patients with lung cancer for epidermal growth factor receptor and anaplastic lymphoma kinase tyrosine kinase inhibitors: American Society of Clinical Oncology endorsement of the College of American Pathologists/International Association for the study of lung cancer/association for molecular pathologyguideline. J Clin Oncol, 2014, 32 (32) : 3673-3679.

4 分子分型

分子分型	Ⅰ级推荐	Ⅱ级推荐	Ⅲ级推荐
可手术 Ⅰ~Ⅲ期 NSCLC		术后 N1 和 / 或 N2 阳性非鳞癌进行 *EGFR* 突变检测，指导辅助靶向治疗（1B 类证据）[1-2]	
不可手术 Ⅲ期及Ⅳ 期 NSCLC	病理学诊断后保留足够组织标本进行分子检测，根据分子分型指导治疗（1 类证据）[3-7]； 对于非鳞癌组织标本进行： *EGFR* 突变 （1A 类证据），*ALK* 融合 （1A 类证据）及 *ROS1* 融合检测	*BRAF V600E* 突变、*KRAS* 突变、*ERBB2*（HER2）扩增 / 突变、*RET* 重排，*MET* 扩增和 *MET14* 外显子跳跃突变以及 *NTRK* 融合等基因变异可通过单基因检测技术或二代测序技术（NGS）在肿瘤组织中进行，若组织标本不可及，可考虑利用 cf/ctDNA 进行检测（2B 类证据）	采用 NGS 技术检测肿瘤突变负荷（TMB）（2B类证据）[18-19]
	肿瘤标本无法获取或量少不能行基因检测时，可通过外周血游离 / 肿瘤 DNA（cf/ctDNA）进行 *EGFR* 突变检测[8-17]； EGFR-TKIs 耐药患者，建议再次活检进行 *EGFR* T790M 检测[12]。不能获取肿瘤标本的患者，建议行 cf/ctDNA *EGFR* T790M 检测[13, 14] 组织标本采用免疫组化法检测 PD-L1 表达（1 类证据）	不吸烟、经小标本活检诊断鳞癌或混合腺癌成分的患者建议 *EGFR* 突变、*ALK* 融合及 *ROS1* 融合检测	

【注释】

（1）随着肺癌系列致癌驱动基因的相继确定，我国及国际上多项研究表明靶向治疗药物大大改善携带相应驱动基因的非小细胞肺癌（non-small cell lung cancer，NSCLC）患者的预后，延长生存期[3-7]。肺癌的分型也由过去单纯的病理组织学分类，进一步细分为基于驱动基因的分子亚型。携带表皮生长因子受体（epidermal growth factor receptor，*EGFR*）基因敏感突变、间变性淋巴瘤激酶（anaplasticlymphoma kinase，*ALK*）融合或 c-ros 癌基因 1（c-ros oncogene 1，*ROS1*）融合的晚期 NSCLC 靶向治疗的疗效与分子分型的关系已经在临床实践中得到充分证实。两项针对 *EGFR* 突变型 NSCLC 患者术后给予 EGFR-TKI 治疗的研究（ADJUVANT 和 EVAN 研究）证实了靶向治疗作为辅助治疗的可行性。ADJUVANT 研究（CTONG1104）是首个在 *EGFR* 突变阳性、完全切除的病理Ⅱ~ⅢA 期（N1-N2）的 NSCLC 患者中，比较了吉非替尼对比长春瑞滨 + 顺铂方案的前瞻性随机、对照Ⅲ期临床试验，共入组 222 例患者。与化疗相比，吉非替尼显著延长了中位 DFS（18.0 个月 vs. 28.7 个月，HR=0.60，*P*=0.005 4），亚组分析显示，N2 患者从术后辅助靶向治疗中获益更多[1]。EVAN 研究是对比厄洛替尼与含铂两药化疗作为完全切除术后、伴有 *EGFR* 突变的ⅢA 期 N2 型 NSCLC 患者的辅助治疗的疗效与安全性的Ⅱ期临床试验。结果显示：与化疗相比，厄洛替尼显著提高 2 年 DFS 率（44.6% vs. 81.4%，*P*<0.001），显著延长中位 DFS（21.0 个月 vs. 42.4 个月，HR=0.268，*P*<0.001）[2]。

（2）所有含腺癌成分的NSCLC，无论其临床特征（如吸烟史、性别、种族或其他等），应常规进行*EGFR*突变、*ALK*融合及*ROS1*融合检测，*EGFR*突变检测应涵盖*EGFR* 18、19、20、21外显子。尤其在标本量有限的情况下，可采用经过验证的检测方法同时检测多个驱动基因的技术，如多基因同时检测的PCR技术或二代测序技术（next generation sequencing，NGS）等。

（3）*EGFR*突变、*ALK*融合及*ROS1*融合的检测应在患者诊断为晚期NSCLC时即进行。

（4）原发肿瘤和转移灶都适于进行*EGFR*突变、*ALK*融合及*ROS1*融合分子检测。

（5）为了避免样本浪费和节约检测时间，对于晚期NSCLC活检样本，应根据所选用的技术特点，一次性切取需要诊断组织学类型和进行*EGFR*突变、*ALK*融合及*ROS1*融合检测的样本量，避免重复切片浪费样本；如果样本不足以进行分子检测，建议进行再次取材，确保分子检测有足够样本。

（6）亚裔人群和我国的肺腺癌患者*EGFR*基因敏感突变阳性率为40%~50%。*EGFR*突变主要包括4种类型：外显子19缺失突变、外显子21点突变、外显子18点突变和外显子20插入突变。最常见的*EGFR*突变为外显子19缺失突变（19DEL）和外显子21点突变（21L858R），均为EGFR-TKI的敏感性突变，18外显子G719X、20外显子S768I和21外显子L861Q突变亦均为敏感性突变，20外显子的T790M突变与第一、二代EGFR-TKI获得性耐药有关，还有许多类型的突变临床意义尚不明确。利用组织标本进行*EGFR*突变检测是首选的策略。*EGFR*突变的检测方法包括ARMS法、Super ARMS法、cobas、微滴式数字 PCR（ddPCR）和 NGS 法等。

（7）*ALK* 融合阳性 NSCLC 的发生率为 3%~7%，东、西方人群发生率没有显著差异。中国人群腺癌 *ALK* 融合阳性率为 5.1%。而我国 *EGFR* 和 *KRAS* 均为野生型的腺癌患者中 *ALK* 融合基因的阳性率高达 30%~42%。有研究表明，年龄是 *ALK* 阳性 NSCLC 一项显著的独立预测因子，基于我国人群的研究发现，在年龄小于 51 岁的年轻患者中，*ALK* 融合阳性的发生率高达 18.5%；也有研究发现，在年龄小于 40 岁的年轻患者中，*ALK* 融合的发生率近 20%。

（8）判断 *ALK* 融合阳性的检测方法包括 FISH 法、RT-PCR 法、IHC 法（Ventana 法）及 NGS 法。该类阳性的肺癌患者通常可从 ALK 抑制剂治疗中获益。

（9）*ROS1* 融合是 NSCLC 的另一种特定分子亚型。已有多个研究表明晚期 *ROS1* 融合的 NSCLC 克唑替尼治疗有效。检测方法包括 FISH 法、RT-PCR 法、IHC 法及 NGS 法。

（10）对于恶性胸腔积液或心包积液等细胞学样本在细胞数量充足条件下可制备细胞学样本蜡块，进行基因变异检测。考虑到细胞学样本的细胞数量少等特点，细胞学标本的检测结果解释需格外谨慎。检测实验室应根据组织标本类型选择合适的检测技术。当怀疑一种技术的可靠性时（如 FISH 法的肿瘤细胞融合率接近 15%），可以考虑采用另一种技术加以验证。

（11）难以获取肿瘤组织样本时，多项回顾性大样本研究显示，外周血游离肿瘤 DNA（cell-free/circulating tumor DNA，cf/ctDNA）*EGFR* 基因突变检测较肿瘤组织检测，具有高度特异性（97.2%~100%）及对 EGFR-TKIs 疗效预测的准确性，但敏感度各家报道不一（50.0%~81.8%）[8-11]。欧洲药品管理局 2014 年 9 月已批准当难以获取肿瘤组织样本时，可采用外周血 ctDNA 作为补充标本评估 *EGFR* 基因突变状态，以明确最可能从吉非替尼治疗中受益的 NSCLC 患者。NMPA 在 2015 年 2 月亦已批准对吉非替尼说明书进行更新，补充了如果肿瘤标本不可评估，则可使用从血液（血浆）标本中获得的 ctDNA 进行检测，但特别强调 ctDNA *EGFR* 突变的检测方法必须是已经论证的稳定、可靠且灵敏的方法，以避免出现假阴性和假阳性的结果。2018 年初厦门艾德的 Super-ARMS 试剂盒已经获得 NMPA 的批准，可用于 ctDNA 的基因检测；其他 ctDNA 的基因检测方法还包括 cobas、ddPCR 和 NGS。因此，当肿瘤组织难以获取时，血液是 *EGFR* 基因突变检测合适的替代生物标本，也是对可疑组织检测结果的补充。T790M 突变是一代 EGFR-TKI 主要耐药机制之一，约占 50%，三代 EGFR-TKI 奥希替尼作用于该靶点，AURA3 [13] 已证实可有效治疗一代 / 二代 EGFR-TKI 治疗进展伴 T790M 突变患者，奥希替尼在中国已获 CFDA 批准用于 T790M 阳性的一代 / 二代 EGFR-TKI 耐药患者。研究报道血浆 ctDNA 可用来检测 T790M 突变 [14]，可作为二次活检组织标本不可获取的替代标本，同时也是对可以组织检测结果的补充。BENEFIT 研究、AURA3 研究以及 FLAURA 研究的 ctDNA 分析结果再次证明了外周血基础上 *EGFR* 敏感突变和 T790M 耐药突变检测的可行性 [13, 15, 17]。采用脑脊液、胸腔积液上清等标本进行基因检测目前尚在探索中。

目前对于 ALK 融合及 ROS1 融合基因的血液检测，技术尚不成熟，因此对于 ALK/ROS1

融合基因检测，仍应尽最大可能获取组织或细胞学样本进行检测。

（12）近年，多项研究采用 NGS 针对晚期 NSCLC 进行多基因检测，如目前可作为治疗靶点的基因变异：*EGFR* 突变（包括 T790M 突变），*KRAS* 突变，*ERBB2*（*HER2*）扩增 / 突变，*ALK* 融合，*ROS1* 融合，*BRAF V600E* 突变，*RET* 重排，*MET* 扩增，*MET*-14 外显子跳跃突变及 *NTRK* 融合等。NGS 的标本可为组织或外周血游离 DNA。但目前，由于成本高、检测市场缺乏统一规范、中国市场尚无针对部分靶点的靶向治疗药物等因素限制了 NGS 的常规临床应用。

（13）与西方国家相比，中国 NSCLC 患者具有更高的 *EGFR* 突变率，尤其在不吸烟肺癌患者中。*EGFR* 突变、*ALK* 融合和 *ROS1* 融合可能发生在腺鳞癌患者中，经活检小标本诊断的鳞癌可能由于肿瘤异质性而未检测到混合的腺癌成分。因此，对于不吸烟的经活检小标本诊断的鳞癌，或混合腺癌成分的患者，建议进行 *EGFR* 突变、*ALK* 融合和 *ROS1* 融合。纯鳞癌 *EGFR* 突变的发生率非常低（<4%）。对于纯鳞癌患者，除非他们从不吸烟，或者标本很小（即非手术标本），或者组织学显示为混合性，通常不建议进行 *EGFR* 突变检测。

（14）免疫检查点抑制剂（PD-1 单抗或 PD-L1 单抗）已经证实可用于治疗局部晚期或转移性 NSCLC。多项研究结果显示，PD-L1 表达与免疫检查点抑制剂疗效呈正相关。免疫检查点抑制剂作为后线治疗或与含铂两药方案联合作为一线治疗时，PD-L1 表达的检测并非强制性的，但该检测可能会提供有用的信息。基于 KEYNOTE 024 及 KEYNOTE 042 研究的结果，帕博利珠单抗单药作为一线治疗时，需检测 PD-L1 表达。免疫检查点抑制剂对于驱动基因阳性（*EGFR* 突变、*ALK* 融合和 *ROS1* 融合等）患者的疗效欠佳，通常不进行 PD-L1 检测。PD-L1 表达采用免疫组化法检测，不同的免疫检查点抑制剂对应不同的 PD-L1 免疫组化抗体。使用不同的检测抗体和平台，PD-L1 阳性的定义存在差异，临床判读需谨慎。

（15）肿瘤突变负荷（tumor mutational burden，TMB）可能预测免疫检查点抑制剂疗效。利用 NGS 多基因组合估测 TMB 是临床可行的方法。在组织标本不足时，利用 ctDNA 进行 TMB 估测是潜在可行的技术手段[18，19]。

参考文献

［1］ZHONG WZ, WANG Q, MAO WM, et al. Gefitinib versus vinorelbine plus cisplatin as adjuvant treatment for stage Ⅱ - ⅢA (N1-N2) EGFR-mutant NSCLC (ADJUVANT/CTONG1104) : A randomised, open-label, phase 3 study. Lancet Oncol, 2018, 19 (1) : 139-148.

［2］YUE D, XU S, WANG Q, et al. Efficacy and Safety of Erlotinib vs Vinorelbine/Cisplatin as Adjuvant Therapy for Stage Ⅲ A EGFR Mutant NSCLC Patients (EVAN, NCT01683175) . WCLC 2017, OA 16. 04.

[3] MOK TS, WU YL, THONGPRASERT S, et al. Gefitinib or carboplatin-paclitaxel in pulmonaryadeno-carcinoma. N Engl J Med, 2009, 361 (10) : 947-957.
[4] ZHOU C, WU YL, CHEN G, et al. Erlotinib versus chemotherapy as first-line treatment for patients with advanced EGFR mutation-positive non-small-cell lung cancer (OPTIMAL, CTONG-0802) : a multicentre, open-label, randomised, phase 3 study. Lancet Oncol, 2011, 12 (8) : 735-742.
[5] WU YL, ZHOU C, LIAM CK, et al. First-line erlotinib versus gemcitabine/cisplatin in patients with advanced EGFR mutation-positive non-small-cell lung cancer: analyses from the phase Ⅲ, randomized, open-label, ENSURE study. Ann Oncol, 2015, 26 (9) : 1883-1889.
[6] WU YL, ZHOU C, HU CP, et al. Afatinib versus cisplatin plus gemcitabine for first-line treatment of Asian patients with advanced non-small-cell lung cancer harbouring EGFR mutations (LUX-Lung 6) : an open-label, randomised phase 3 trial. Lancet Oncol, 2014, 15 (2) : 213-222.
[7] WU YL, ZHONG WZ, LI LY, et al. Epidermal growth factor receptor mutations and their correlation with gefitinib therapy in patients with non-small cell lung cancer: a meta-analysis based on updated individual patient data from six medical centers in mainland China. J Thorac Oncol, 2007, 2 (5) : 430-439.
[8] GOTO K, ICHINOSE Y, OHE Y, et al. Epidermal growth factor receptor mutation status in circulating free DNA in serum: from IPASS, a phase Ⅲ study of gefitinib or carboplatin/paclitaxel in non-small cell lung cancer. J Thorac Oncol, 2012, 7 (1) : 115-121.

[9] BAI H, MAO L, WANG HS, et al. Epidermal growth factor receptor mutations in plasma DNA samples predict tumor response in Chinese patients with stages ⅢB to Ⅳ non-small-cell lung cancer. J Clin Oncol, 2009, 27 (16) : 2653-2659.

[10] DOUILLARD JY, OSTOROS G, COBO M, et al. Gefitinib treatment in EGFR mutated caucasian NSCLC circulating-free tumor DNA as a surrogate for determination of EGFR status. J Thorac Oncol, 2014, 9 (9) : 1345-1353.

[11] MOK T, WU YL, LEE JS, et al. Detection and dynamic changes of EGFR mutation from circulating tumor DNA as a predictor of survival outcome in NSCLC patients treated with erlotinib and chemotherapy. Clin Cancer Res, 2015, 21 (14) : 3196-3203.

[12] SU KY, CHEN HY, LI KC, et al. Pretreatment epidermal growth factor receptor (EGFR) T790M mutation predicts shorter EGFR tyrosine kinase inhibitor response duration in patients with non-small-cell lung cancer. J Clin Oncol, 2012, 30 (4) : 433-440.

[13] JI-YOUN HAN, C. TSAI, A. DELMONTE, et al. Detection of EGFR mutations from plasma ctDNA in the osimertinib Phase Ⅲ trial (AURA3) : comparison of three plasma assays. WCLC, 2017, (ID 8984) .

[14] WANG ZJ, CHEN R, WANG SH, et al. Quantification and dynamic monitoring of EGFR T790M in plasma cell-free DNA by digital PCR for prognosis of EGFR-TKI treatment in advanced NSCLC. PLoS One, 2014, 9 (11) : e110780.

[15] WANG ZJ, CHENG Y, AN TT, et al. Detection of EGFR mutations in plasma circulating tumour DNA as a selection criterion for first-line gefitinib treatment in patients with advanced lung adenocarcinoma (BENEFIT) : a ophase 2, single-arm, multicenter clinical trial. Lancet Respir Med, 2018, 6 (9) : 681-690.
[16] WAN R, WANG ZJ, LEE JJ, et al. Comprehensive analysis of the discordance of EGFR mutation status between tumor tissues and matched circulating tumor DNA in advanced non-small cell lung cancer. J Thorac Oncol, 2017, 12 (9) : 1376-1387.
[17] ISAMU OKAMOTO, V. SRIURANPONG, JOHAN F. VANSTEENKISTE, et al. Osimertinib vs SoC EGFR-TKI as First-Line Treatment in Patients with EGFRm Advanced NSCLC (FLAURA) : Plasma ctDNA Analysis, WCLC, 2017, (ID 8978) .
[18] DAVID R. GANDARAL, SARAH M. PAUL, MARCIN KOWANETZ, et al. Blood-based tumor mutational burden as a predictor of clinical benefit in non-small-cell lung cancer patients treated with atezolizumab. Nature medicine, 2018, 24 (9) : 1441-1448.
[19] WANG ZJ, DUAN JC, CAI SL, et al. Assessment of blood tumor mutational burden as a potential biomarker for immunotherapy in patients with non–small cell lung cancer with use of a next-generation sequencing cancer gene panel. JAMA Oncol, 2019, 5 (5) : 696-702.

5 基于病理类型、分期和分子分型的综合治疗

非小细胞肺癌的治疗

5.1 ⅠA、ⅠB 期非小细胞肺癌的治疗

分期	分层	Ⅰ级推荐	Ⅱ级推荐	Ⅲ级推荐
ⅠA、ⅠB 期 NSCLC	适宜手术患者	解剖性肺叶切除 + 肺门及纵隔淋巴结清扫术 微创技术下（胸腔镜）的解剖性肺叶切除 + 肺门及纵隔淋巴结清扫术	微创技术下（机器人辅助）的解剖性肺叶切除 + 肺门及纵隔淋巴结清扫术	参与手术比较立体定向放射治疗的临床试验（3 类证据）[1-5] 参与肺叶切除和亚肺叶切除比较的临床试验（3 类证据）[6-8]
	不适宜手术患者	立体定向放射治疗（SBRT/SABR）[2-5，9-12]	采用各种先进放疗技术实施立体定向放疗[2-5，9-12]	

【注释】

（1）肺癌外科手术标准：肺癌手术应做到完全性切除。

1）完全性切除

①切缘阴性，包括支气管、动脉、静脉、支气管周围、肿瘤附近组织；

②淋巴结至少6组，其中肺内3组；纵隔3组（必须包括7区）；

③切除的最高淋巴结镜下阴性；

④淋巴结无结外侵犯。

2）不完全性切除

①切缘肿瘤残留；

②胸腔积液或心包积液癌细胞阳性；

③淋巴结结外侵犯；

④淋巴结阳性但不能切除。

3）不确定切除

①切缘镜下阴性，但出现下列情况之一者：

②淋巴结清扫未达要求；

③切除的最高纵隔淋巴结阳性；

④支气管切缘为原位癌；

⑤胸腔冲洗液细胞学阳性。

（2）辅助化疗

ⅠA 期非小细胞肺癌不建议辅助化疗，ⅠB 期非小细胞肺癌（包括有高危因素的肺癌），由于缺乏高级别证据的支持，一般不推荐辅助化疗[13，14]。

（3）先进放疗技术[2-5，9-12]

包括 4D-CT 和（或）PET-CT 定位系统，VMAT（容积旋转调强放射治疗技术），IGRT（影像引导放射治疗），呼吸运动控制，质子治疗等。

（4）不完全切除患者

二次手术 ± 化疗（2A 类证据）或术后三维适形放疗 ± 化疗［ⅠB 期（2A 类证据），ⅠA 期（2B 类证据）］。

5.2 ⅡA、ⅡB 期非小细胞肺癌的治疗

分期	分层	Ⅰ级推荐	Ⅱ级推荐	Ⅲ级推荐
ⅡA、ⅡB 期 NSCLC	适宜手术患者	解剖性肺切除 + 肺门及纵隔淋巴结清扫（1 类证据）；微创技术下（胸腔镜）的解剖性肺切除 + 肺门及纵隔淋巴结清扫术；ⅡB 期：含铂双药方案辅助化疗（1 类证据）[15，16]	微创技术下（机器人辅助）的解剖性肺切除 + 肺门及纵隔淋巴结清扫术	ⅡA 期：含铂双药方案辅助化疗（2B 类证据）[14]
	不适宜手术患者	放射治疗[17-20]；同步放化疗（三维适形放疗 / 适形调强放疗 + 化疗）[17-20]	放疗后含铂双药方案化疗（2A 类证据；如无淋巴结转移，2B 类证据）[17-20]	

【注释】

（1）可选辅助化疗方案包括：长春瑞滨 / 紫杉醇 / 多西他赛 / 培美曲塞（非鳞癌）/ 吉西他滨 + 顺铂 / 卡铂。

（2）对于ⅡA 期患者，完全性切除后，可考虑给予辅助化疗[13，14]。

（3）不完全切除患者，行二次手术 + 含铂双药方案化疗或术后放疗 + 含铂双药方案化疗。

（4）对于不适宜手术患者，可考虑采用同步放化疗，化疗方案一般参考Ⅲ期患者的方案。

参考文献

[1] CHANG JY, SENAN S, PAUL MA, et al. Stereotactic ablative radiotherapy versus lobectomy for operable stage Ⅰ non-small-cell lung cancer: a pooled analysis of two randomised trials. Lancet Oncol, 2015, 16 (6) : 630-637.

[2] ONISHI H, SHIRATO H, NAGATA Y, et al. Stereotactic body radiotherapy (SBRT) for operable stage Ⅰ non-small-cell lung cancer: can SBRT be comparable to surgery？Int J Radiat Oncol Biol Phys, 2011, 81 (5) : 1352-1358.

[3] GRILLS IS, MANGONA VS, WELSH R, et al. Outcomes after stereotactic lung radiotherapy or wedge resection for stage Ⅰ non-small-cell lung cancer. J Clin Oncol, 2010, 28 (6) : 928-935.

[4] CRABTREE TD, DENLINGER CE, MEYERS BF, et al. Stereotactic body radiation therapy versus surgical resection for stage Ⅰ non-small cell lung cancer. J Thorac Cardiovasc Surg, 2010, 140 (2) : 377-386.
[5] TIMMERMAN R, PAULUS R, GALVIN J, et al. Stereotactic body radiation therapy for inoperable early stage lung cancer. JAMA, 2010, 303 (11) : 1070-1076.
[6] DAI C, SHEN J, REN Y, et al. Choice of surgical procedure for patients with non-small-cell lung cancer ≤ 1cm or > 1 to 2cm among lobectomy, segmentectomy, and wedge resection: A population-based study. J Clin Oncol, 2016, 34 (26) : 3175-3182.
[7] KHULLAR OV, LIU Y, GILLESPIE T, HIGGINS KA, et al. Survival after sublobar resection versus lobectomy for clinical stage ⅠA lung cancer: An analysis from the National Cancer Data Base. J Thorac Oncol, 2015, 10 (11) : 1625-1633.
[8] NISHIO W, YOSHIMURA M, MANIWA Y, et al. Re-assessment of intentional extended segmentectomy for clinical T1aN0 non-small cell lung cancer. Ann Thorac Surg, 2016, 102 (5) : 1702-1710.
[9] BAUMANN P, NYMAN J, HOYER M, et al. Outcome in a prospective phase Ⅱ trial of medically inoperable stage Ⅰ non-small-cell lung cancer patients treated with stereotactic body radiotherapy. J Clin Oncol, 2009, 27 (20) : 3290-3296.
[10] GRUTTERS JPC, KESSELS AGH, PIJLS-JOHANNESMA M, et al. Comparison of the effectiveness of radiotherapy with photons, protons and carbon-ions for non-small cell lung cancer: a meta-

analysis. Radiother Oncol, 2010, 95 (1) : 32-40.

[11] PALMA D, VISSER O, LAGERWAARD FJ, et al. Impact of introducing stereotactic lung radiotherapy for elderly patients with stage Ⅰ non-small-cell lung cancer: a population-based time-trend analysis. J Clin Oncol, 2010, 28 (35) : 5153-5159.

[12] SHIRVANI SM, JIANG J, CHANG JY, et al. Comparative effectiveness of 5 treatment strategies for early-stage non-small cell lung cancer in the elderly. Int J Radiat Oncol Biol Phys, 2012, 84 (5) : 1060-1070.

[13] DONINGTON J, FERGUSON M, MAZZONE P, et al. American College of Chest Physicians and Society of Thoracic Surgeons concensus statement for evaluation and management for high-risk patients with stage Ⅰ non-small cell lung cancer. Chest, 2012, 142 (6) : 1620-1635.

[14] STRAUSS GM, HERNDON JE2ND, MADDAUS MA, et al. Adjuvant paclitaxel plus carboplatin compared with observation in stage ⅠB non-small-cell lung cancer: CALGB 9633 with the Cancer and Leukemia Group B, Radiation Therapy Oncology Group, and North Central Cancer Treatment Group Study Groups. J Clin Oncol, 2008, 26 (31) : 5043-5051.

[15] ARRIAGADA R, BERGMAN B, DUNANT, et al. Cisplatin-based adjuvant chemotherapy in patients with completely resected non-small-cell lung cancer. N Engl J Med, 2004, 350 (4) : 351-360.

[16] PIGNON JP, TRIBODET H, SCAGLIOTTI GV, et al. Lung adjuvant cisplatin evaluation: a pooled analysis by the LACE Collaborative Group. J Clin Oncol, 2008, 26 (21) : 3552-3559.

[17] AUPÉRIN A, LE PÉCHOUX C, ROLLAND E, et al. Meta-analysis of concomitant versus sequential radiochemotherapy in locally advanced non-small-cell lung cancer. J Clin Oncol, 2010, 28 (13) : 2181-2190.

[18] O'ROURKE N, ROQUÉ I FIGULS M, FARRÉ BERNADÓ N, et al. Concurrent chemoradiotherapy in non-small cell lung cancer. Cochrane Database Syst Rev, 2010, 16 (6) : CD002140.

[19] CURRAN WJ JR, PAULUS R, LANGER CJ, et al. Sequential vs. concurrent chemoradiation for stage Ⅲ non-small cell lung cancer: randomized phase Ⅲ trial RTOG 9410. J Natl Cancer Inst, 2011, 103 (19) : 1452-1460.

[20] ALBAIN KS, CROWLEY JJ, TURRISI AT Ⅲ, et al. Concurrent cisplatin, etoposide, and chest radiotherapy in pathologic stage ⅢB non-small-cell lung cancer: A Southwest Oncology Group Phase Ⅰ Study, SWOG 9019. J Clin Oncol, 2002, 20 (16) : 3454-3360.

5.3 可手术ⅢA 或ⅢB（T3N2M0）期非小细胞肺癌的治疗

分期	分层	Ⅰ级推荐	Ⅱ级推荐	Ⅲ级推荐
临床ⅢA 和ⅢB 期（T3N2M0）NSCLC（经 PET-CT、EBUS/EUS 或纵隔镜进行淋巴结分期）	T3-4N1、或 T4N0 非肺上沟瘤（侵犯胸壁、主支气管或纵隔）	手术（2A 类证据）+ 辅助化疗（1 类证据） 根治性放化疗[1-5]	新辅助化疗 ± 放疗 + 手术（2B 类证据）	
	T3-4N1 肺上沟瘤	新辅助放化疗 + 手术 + 辅助化疗[6-8]	根治性放化疗[1-5]	
	同一肺叶内 T3 或同侧肺不同肺叶内 T4	手术（2A 类证据）+ 辅助化疗（1 类证据）[9, 10]		
	临床 N2 单站纵隔淋巴结非巨块型转移（淋巴结短径 <2cm）、预期可完全切除	手术切除（2A 类证据）+ 辅助化疗（1 类证据）± 术后放疗 b（2B 类证据） 根治性同步放化疗[1-5]（1 类证据）	新辅助化疗 ± 放疗 + 手术 ± 辅助化疗 ± 术后放疗 a, b（2B 类证据） 对于 *EGFR* 突变阳性患者，手术 + 辅助 EGFR-TKI 靶向治疗[11, 12]（1B 类证据）± 术后放疗 b（2B 类证据）	

可手术ⅢA或ⅢB（T3N2M0）期非小细胞肺癌的治疗（续表）

分期	分层	Ⅰ级推荐	Ⅱ级推荐	Ⅲ级推荐
	临床 N2 多站纵隔淋巴结转移、预期可能完全切除	根治性同步放化疗[1-5] （1类证据）	新辅助化疗 ± 放疗 + 手术 ± 辅助化疗 ± 术后放疗[a, b] （2B 类证据），对于直接手术并且术后检测为 *EGFR* 突变阳性患者，术后辅助 EGFR-TKI 靶向治疗[11, 12] （1B 类证据）± 术后放疗[c] （2B 类证据）	
	临床 N2 预期无法行根治性切除[d]	根治性同步放化疗[1-5] （1类证据） 度伐利尤单抗作为同步放化疗后的巩固治疗 （1A 类证据）[14, 15]		

[a] 若术前未行新辅助放疗，术后可考虑辅助放疗。

[b] 术后病理 N2 可以考虑术后放疗（2B 类证据）或加入术后放疗随机分组研究。

[c] 该组患者的局部区域复发风险较单站 N2 淋巴结转移患者进一步升高，术后病理 N2 可以考虑术后放疗（2B 类证据）。

[d] 参考“不可手术ⅢA、ⅢB、ⅢC 期非小细胞肺癌的治疗”部分。

【注释】

ⅢA 期 NSCLC 是高度异质性的一组疾病。根据 IASLC/UICC 第 8 版分期，ⅢA 期包括：T3N1、T4N0-1 和 T1-2bN2。在治疗前完整分期检查的基础上，根据治疗前初评是否可行完全性切除，可将ⅢA 期 NSCLC 分为如下 3 组：①可完全性手术切除，即 R0 切除；②可能完全性手术切除；③无法完全性切除。根据术后病理 N 分期，可将患者分为 pN0-1 和 pN2 两个亚组。对于 T3N2M0，在 IASLC/UICC 第 8 版分期中划为ⅢB 期，对于非侵袭性 T3，可考虑新辅助化疗 + 手术 ± 辅助化疗 ± 术后放疗，或同步放化疗；对于侵袭性 T3，建议同步放化疗。

（1）临床判断可完全性手术切除的ⅢA 期 NSCLC

包括 T3N1、部分 T4N1（如肿瘤直接侵犯胸壁、主支气管或纵隔）伴或不伴有单站纵隔淋巴结转移的病变。对于该组患者，推荐首先进行手术切除，术后辅助含铂双药方案化疗；若术后病理 N 分期为 N0-1，不需进行术后放疗；若病理分期为 N2，是否需进行术后放疗尚存争议，详见病理 N2 期 NSCLC 的术后放疗。另一基本策略为根治性同步放化疗，详见ⅢB 期 NSCLC 的治疗[1-5]。可选策略为新辅助治疗后再行根治性切除（详见ⅢA 期 NSCLC 的新辅助治疗）。

（2）局部侵犯胸壁但无纵隔淋巴结转移（T3N1）的肺上沟瘤

目前推荐的治疗为新辅助同步放化疗后进行完全性手术切除[6-8]，2 年生存率为 50%~70%，5 年生存率为 40%。对于不能直接进行 R0 切除的ⅢA 期 NSCLC，基本策略为根治性同步放化疗（详见ⅢB 期 NSCLC 的治疗）[1-5]。可选策略为新辅助治疗后（详见ⅢA 期 NSCLC 的新辅助治疗），再评估，决定给予完全性切除或是继续放化疗至根治剂量。目前尚无高级别证据显示新辅助化疗后联合手术能够优于根治性放化疗，也无证据表明新辅助放化疗 + 手术的三联疗法能够优于化疗 + 手术或根治性放化疗的二联疗法。

对于同一肺叶内多个病灶的 T3 病变和同侧肺不同肺叶内多个病灶的 T4 病变，推荐治疗为肺叶切除或全肺切除术后辅助化疗[9, 10]。对于术后病理分期 N0-1 的患者，不推荐术后放疗；对于术后 N2 患者，除辅助化疗外（2A 类证据），是否需进行术后放疗尚存争议（详见病理 N2 期 NSCLC 的术后放疗）。

（3）无法进行完全性切除的病变

如肿瘤局部侵犯很广、预计新辅助治疗后仍无法达到 R0 切除、多站纵隔淋巴结转移，首选治疗方式为根治性放化疗（1 类证据）[1-5]，目前尚无证据支持后续巩固化疗，详见ⅢB 期 NSCLC 的治疗。同步化疗方案主要包括：顺铂 + 依托泊苷；卡铂 + 紫杉醇或顺铂 / 卡铂 + 培美曲塞。同步化疗首选推荐方案为顺铂 + 依托泊苷[13]；放疗推荐剂量为 60~70Gy，目前尚无证据表明提高局部放疗剂量能够改善疗效。PACIFIC 研究是一项针对不可手术切除的局部晚期 NSCLC 根治性同步放化疗后，予以 PD-L1 抑制剂度伐利尤单抗巩固治疗对比安慰剂的Ⅲ期随机对照研究。结果显示同步放化疗后度伐利尤单抗巩固治疗组的 PFS 显著优于安慰剂组（中位 PFS 16.8 个月 vs. 5.6 个月，HR=0.52，$P<0.001$）。且度伐利尤单抗巩固治疗组的疾病缓解率、疾病缓解维持时间、发生远处转移或死亡的时间均显著优于对照组[14]。基于 PACIFIC 研究的结果，2018 年 2 月 FDA 批准其用于局部晚期 NSCLC 同步放化疗后的巩固治疗。2018 年公布的生存数据显示，和安慰剂对照组相比，度伐利尤

单抗治疗组具有更优的2年生存率（66.3% vs. 55.6%，P=0.002 5），发生远处转移或死亡的时间（中位28.3个月 vs. 16.2个月）；在不良反应方面，度伐利尤单抗组3或4度不良反应发生率，因不良反应导致治疗中断率要高于对照组[15]。2019年公布的3年生存随访数据显示，两组3年OS率分别为57%和43.5%。2019年12月9日，NMPA批准度伐利尤单抗在国内上市，用于同步放化疗后未进展的不可切除的Ⅲ期NSCLC患者的巩固治疗。鉴于PACIFIC研究的结果，对于符合条件的患者，亦鼓励参加同步放化疗后PD-1/PD-L1单抗巩固治疗相关临床研究。

（4）ⅢA期NSCLC的新辅助治疗

对于部分ⅢA/N2期非小细胞肺癌（NSCLC），已有多项探讨各种新辅助治疗联合手术模式对比传统根治性放化疗的随机对照研究。迄今为止，前期发表的联合治疗模式包括：诱导化疗后手术对比放疗（EORTC 08941：ⅢA/N2新辅助化疗3周期后随机接受手术 vs. 根治性放疗）、诱导放化疗后手术对比根治性放化疗（INT0139：pN2患者，新辅助同步放化疗后接受手术 vs. 根治性同步放化疗，并都辅以2个周期巩固化疗）、新辅助化疗后手术对比新辅助序贯放化疗后手术（SAKK：ⅢA/N2新辅助化疗3个周期后根治性手术 vs. 新辅助诱导化疗续贯放疗44Gy/22次后根治性手术）、新辅助化疗+序贯同步放化疗后根治性手术对比新辅助化疗后续贯根治性放化疗（ESPATUE：ⅢA/N2期和部分选择性ⅢB，3个周期的PC方案新辅助化疗后同步放化疗，45Gy/1.5Gy，B.i.d./3周，同步1个周期顺铂+长春瑞滨，可切除病变接受推量至根治性放化疗 vs. 根治性手术）、新辅助靶向治疗后手术对比新辅助含铂双药化疗后手术（CTONG1103：ⅢA/N2新辅助厄洛替尼治疗42天后接受手术 vs. 吉西他滨+顺铂新辅助治疗2个周期后手术）[19]以及免疫检查点抑制剂（PD-1单抗或PD-L1单抗）

为基础的新辅助治疗后手术等。

EORTC08941 研究入组了 579 例ⅢA 期 NSCLC 患者，在接受了 3 个周期诱导化疗后达到 CR/PR 的 322 例患者被随机分配进入手术切除或放射治疗。结果显示，两组的 OS（16.4 个月 vs. 17.5 个月，*P*=0.596）和 PFS（9.0 个月 vs. 11.3 个月，*P*=0.605）无统计学差异。INT 0139 研究入组了 429 例ⅢA 期 NSCLC，所有患者接受了 EP 方案的同步放化疗（45Gy/25 次）后，随机分配进入手术组或根治性放疗组，两组患者后续都进行 2 个周期的巩固化疗。结果显示，两组的 OS 相仿（23.6 个月 vs. 22.2 个月，*P*=0.24）；手术组具有一定的 PFS 优势（12.8 个月 vs. 10.5 个月，*P*=0.017）；亚组分析显示新辅助同步放化疗后接受肺叶切除的患者可能具有一定的 OS 优势（33.6个月 vs. 21.7个月，*P*=0.002）。SAKK 研究纳入了 2001—2012 年 23 个中心的 232 例 T1-3N2 的ⅢA/N2 期非小细胞肺癌患者，随机分为诱导化疗组和诱导序贯放化疗组，并以研究中心、体重减轻（>5%）和纵隔大肿块（直径≥ 5cm）进行分层随机。全组中位随访时间 52.4 个月，诱导放化疗组和诱导化疗组接受手术切除的患者比例分别为 85% 和 82%，诱导治疗有效率分别为 61% 和 44%，手术完全切除率分别为 91% 和 81%（*P*=0.06）；但两组的病理完全缓解率和淋巴结降期率相似，术后并发症亦无差别。诱导放化疗或诱导化疗的两组患者的无病生存期（12.8 个月 vs. 11.6 个月，*P*=0.67）及总生存期（37.1 个月 vs. 26.2 个月）无明显统计学差异，两组整体失败模式无区别。ESPATUE 研究包括ⅢA/N2 期和部分选择性ⅢB 期 NSCLC 患者。所有患者接受 3 个周期的 PC 方案新辅助化疗后给予同步放化疗（45Gy/1.5Gy，B.i.d./3 周，同步 1 个周期顺铂 + 长春瑞滨化疗）后经多学科讨论评估病变手术切除性，可手术切除的患者被随机分组到同步放化疗组（放疗加量 20~26Gy 组）和手术组。研究拟入组

500 例患者，但因入组缓慢而提前关闭，关闭时共入组 246 例患者，最终 80 例患者进入放疗加量组，81 例患者进入手术组。研究结果显示，放疗组和手术组的 5 年 OS 率分别为 40% 和 44%（*P*=0.34），PFS 率分别为 35% 和 32%（*P*=0.75），其中手术组术后 pCR 率为 33%。GLCCG 研究入组了 558 例ⅢA 和ⅢB 期（ⅢB 其中超过 40% 的患者为 T4N1 病变，实际为目前的ⅢA 期）NSCLC，患者被随机分配到新辅助化疗 + 手术 + 放疗 vs. 新辅助化疗 + 同步放化疗 + 手术两个治疗组。结果显示，两组的 PFS（9.5 个月 vs. 10.0 个月，*P*=0.87）和 OS（15.7 个月 vs. 17.6 个月，*P*=0.97）都没有区别。

CTONG1103 研究是一项来自中国 17 个中心的开放标签、随机对照Ⅱ期研究，针对 *EGFR* 敏感突变ⅢA 期（N2）NSCLC 患者，比较厄洛替尼对比吉西他滨 + 顺铂（GC）方案作为新辅助治疗的疗效和安全性，共 72 例患者接受治疗，32 例（91.4%）完成了两个周期的新辅助 GC 化疗。研究未达到主要终点，厄洛替尼和 GC 新辅助治疗的 ORR 分别为 54.1% 和 34.3%（*P*=0.092）。R0 切除和淋巴结降期的患者比例分别为 73% 和 10.8% vs. 63% 和 2.9%。厄洛替尼组对比 GC 化疗组的 PFS 分别为 21.5 个月和 11.4 个月（*P*<0.001）[19]。

目前多项以免疫检查点抑制剂（PD-1 单抗或 PD-L1 单抗）为基础的方案作为早中期 NSCLC 新辅助治疗的研究已经完成入组并公布了初步结果。CheckMate-159 研究针对Ⅰ~ⅢA 期可手术的 NSCLC 患者，以纳武利尤单抗作为新辅助治疗，MPR 为 42.9%，尚未达到中位无复发生存期（RFS）和总生存期。LCMC3 研究旨在评估阿替利珠单抗用于ⅠB~ⅢA 期 NSCLC 患者新辅助治疗的疗效与安全性。MPR 率为 18%，4 例达到 pCR，12 个月 DFS 率为 89%。NADIM 研究针对可切除的

ⅢA（N2）期 NSCLC 患者，给予化疗联合纳武利尤单抗新辅助治疗，术后纳武利尤单抗辅助治疗 1 年。pCR 率为 71.4%，MPR 率为 85.36%，降期率为 93%，18 个月 PFS 和 OS 分别达到了 81% 和 91%。NEOSTAR 研究针对Ⅰ~ⅢA（单站 N2）期的可切除 NSCLC 患者，随机接受纳武利尤单抗或纳武利尤单抗 + 伊匹木单抗作为新辅助治疗，MPR 率为 24%，pCR 率为 15%。JCSE01.10 研究针对可切除的ⅠA~ⅢB NSCLC 患者，给予信迪利单抗作为新辅助治疗，pCR 率为 16.2%，MPR 率为 40.5%[16]。这些研究结果显示 PD-1 单抗或 PD-L1 单抗为基础的新辅助治疗具有较好的应用前景，但尚需总生存数据的公布以及Ⅲ期随机对照研究的进一步证实。

综上所述，根治性同步放化疗作为主要治疗模式的地位仍未动摇，对于可手术患者，新辅助治疗联合手术可作为治疗选择之一，但新辅助治疗模式（单纯化疗、序贯化放疗、同步放化疗、化疗后同步放化疗、靶向治疗以及免疫检查点抑制剂为基础的治疗）仍待进一步研究，鼓励患者参与相关的临床试验。

（5）病理 N2 期 NSCLC 的术后放疗

以三维适形和调强放疗为代表的精确放疗技术广泛应用于肺癌的治疗，进一步降低了心脏毒性等放射损伤等导致的非肿瘤病死率。迄今为止，已有多项多中心大样本回顾性研究评估了 3DCRT/IMRT 技术条件下Ⅲ-N2 非小细胞肺癌术后放射治疗（PORT）的价值。

Corso 等对美国国家癌症数据库（NCDB）1998—2006 年间对Ⅱ~Ⅲ期 R0 切除的 NSCLC 进行回顾性病例对照研究，其中 pN2 期患者 6 979 例，结果显示 PORT 组和对照组 5 年总生存率分别为 34.1% 和 27.8%（$P<0.001$），PORT 使生存率绝对值提高了 6.3%。Urban 等对 SEER 数据库

1998—2009 年手术切除的 4 773 例 pN2 患者的分析显示，PORT 组的死亡风险显著降低（HR=0.9，*P*=0.026），结论与上述研究一致。在辅助化疗已经成为淋巴结转移 NSCLC 完全性切除术后标准治疗的前提下，Mikell 等针对 NCDB 数据库 2004—2006 年间接受化疗的 2 115 例 pN2 患者进行 PORT 的作用分析，结果 PORT 显著改善了患者的总生存，两组中位生存期分别为 42 个月和 38 个月，5 年 OS 分别为 39.8% 和 34.7%（*P*=0.048），多因素分析也显示 PORT 是显著改善生存的独立预后因素（HR=0.87，*P*=0.026）。Robinson 等对 NCDB 数据库 2006—2010 年间接受化疗的 4 483 例 pN2 期 NSCLC 进行分析，结果同样显示 PORT 显著提高了中位生存（45.2 个月 vs. 40.7 个月）和 5 年 OS（39.3% vs. 34.8%，*P*=0.014），而且多因素分析显示 PORT 是独立的预后因素（HR=0.888，*P*=0.029）。

上述研究结果均显示 PORT 可能改善Ⅲ-N2 期 NSCLC 患者的总生存。但是老年患者因为合并症多、对放疗耐受性差，接受 PORT 是否也能同样获益还需要进一步的研究。Wisnivesky 等对 1992—2005 年 SEER 数据库中≥ 65 岁、接受根治性切除的 pN2 期 NSCLC 患者进行分析，其中术后放疗组 710 例，对照组 597 例，PORT 与对照组相比年龄更小、经济情况更好，其他临床特性两组具有可比性。结果 PORT 未能改善老年患者的总生存，HR=1.11（*P*=0.30），作者建议对 N2 期 NSCLC 开展 PORT 的随机分组研究。

目前国内外针对完全切除术加辅助化疗后的ⅢA-N2 患者采用 3DCRT/IMRT 的随机分组研究主要有三组。美国 1998—2000 年开展了 CALGB 9734 随机分组研究，入组条件为完全性切除的 pⅢA-N2 非小细胞肺癌，术后接受 2~4 周期 PC 方案辅助化疗后，随机分入 PORT 组和观察组，放疗采用 3DCRT 技术，50Gy/25 次。预期入组 480 例患者，但是实际上仅完成 37 例，放疗组和对照组患者 1 年的生存率（74% vs. 72%）和无复发生存率均无显著性差异，研究因入组缓慢而失败。欧洲自 2007 年启动了大规模的随机对照Ⅲ期临床研究（Lung ART），研究采用三维适形放疗技术，预计样本量为 700 例，预期到 2017 年完成入组，然而到目前为止尚未看到该研究的后继报道。中国医学科学院肿瘤医院放疗科牵头组织和启动了“N2（ⅢA 期）非小细胞肺癌术后化疗后三维精确放射治疗多中心随机对照Ⅲ期临床研究”，研究针对完全性切除ⅢA-N2 非小细胞肺癌患者，术后进行 4 个周期的含铂方案化疗，辅助化疗结束后进行全面复查，未出现肿瘤复发者随即进入 PORT 组和观察组。研究预计入组 500 例，目前已经完成近 400 例。

目前术后放疗推荐采用三维适形或调强技术，靶区主要包括同侧肺门（残端）、同侧纵隔和隆突下等局部区域复发的高危区域，总剂量 50~54Gy。

（6）*EGFR* 突变阳性患者术后辅助治疗

EGFR-TKI 辅助治疗一直都在探索过程中。BR.19 以及 RADIANT 研究均探索了 TKI 在ⅠB~ⅢA 期、EGFR 非选择 NSCLC 人群中的术后辅助治疗价值，但均以失败告终，显示与安慰剂相比，辅助 TKI 并未能进一步改善 DFS[15, 16]。然而在 RADIANT 研究中 161 例（16.5%）*EGFR* 突变阳性患者亚组分析显示，厄洛替尼组 DFS 更长（46.4 个月 vs. 28.5 个月，HR=0.61），但未达统计学差异[16]。ADJUVANT 研究是首个在 *EGFR* 突变阳性、完全切除的病理Ⅱ~ⅢA 期（N1-N2）的 NSCLC 患者中，比较了吉非替尼对比长春瑞滨 + 顺铂方案的前瞻性随机、对照Ⅲ期临床试验，共入组 222 例患者。与化疗相比，吉非替尼显著延长了中位 DFS（18.0 个月 vs. 28.7 个月，HR=0.60，

P=0.005 4）；亚组分析显示，N2 患者从术后辅助靶向治疗中获益更多[11]。另有一项厄洛替尼对比含铂两药化疗作为完全切除术后、伴有 *EGFR* 突变的ⅢA 期 NSCLC 患者的辅助治疗的疗效与安全性的Ⅱ期临床研究（EVAN 研究）。结果显示，与化疗相比，厄洛替尼显著提高 2 年 DFS 率（44.6% vs. 81.4%，*P*<0.001），及显著延长中位 DFS（21.0 个月 vs. 42.4 个月，HR=0.268，*P*<0.001）[12]。关于 *EGFR* 突变阳性患者术后 TKI 的用药时间，现有研究多采用 2 年维持治疗[11, 12, 17, 18]，尚无随机对照研究证据提供最佳的维持用药时间。对于 *EGFR* 突变阳性且接受 TKI 辅助治疗的ⅢA 期 NSCLC，术后辅助放疗的作用和时机尚不明确。

参考文献

[1] FURUSE K, FUKUOKA M, KAWAHARA M, et al. Phase Ⅲ study of concurrent versus sequential thoracic radiotherapy in combination with mitomycin, vindesine, and cisplatin in unresectable stage Ⅲ non-small-cell lung cancer. J Clin Oncol, 1999, 17 (9) : 2692-2699.

[2] CURRAN WJ, JR. , PAULUS R, LANGER CJ, et al. Sequential vs. concurrent chemoradiation for stage Ⅲ non-small cell lung cancer: randomized phase Ⅲ trial RTOG 9410. J Natl Cancer Inst, 2011, 103 (19) : 1452-1460.

[3] FOURNEL P, ROBINET G, THOMAS P, et al. Randomized phase Ⅲ trial of sequential chemoradio-

therapy compared with concurrent chemoradiotherapy in locally advanced non-small-cell lung cancer: Groupe Lyon-Saint-Etienne d' Oncologie Thoracique-Groupe Francais de Pneumo-Cancerologie NPC 95-01 Study. J Clin Oncol, 2005, 23 (25) : 5910-5917.

[4] ZATLOUKAL P, PETRUZELKA L, ZEMANOVA M, et al. Concurrent versus sequential chemoradiotherapy with cisplatin and vinorelbine in locally advanced non-small cell lung cancer: a randomized study. Lung Cancer, 2004, 46 (1) : 87-98.

[5] HUBER RM, FLENTJE M, SCHMIDT M, et al. Simultaneous chemoradiotherapy compared with radiotherapy alone after induction chemotherapy in inoperable stage ⅢA or ⅢB non-small-cell lung cancer: study CTRT99/97 by the Bronchial Carcinoma Therapy Group. J Clin Oncol, 2006, 24 (27) : 4397-4404.

[6] KWONG KF, EDELMAN MJ, SUNTHARALINGAM M, et al. High-dose radiotherapy in trimodality treatment of Pancoast tumors results in high pathologic complete response rates and excellent long-term survival. J Thorac Cardiovasc Surg, 2005, 129 (6) : 1250-1257.

[7] RUSCH VW, GIROUX DJ, KRAUT MJ, et al. Induction chemoradiation and surgical resection for superior sulcus non-small-cell lung carcinomas: long-term results of Southwest Oncology Group Trial 9416 (Intergroup Trial 0160) . J Clin Oncol, 2007, 25 (3) : 313-318.

[8] RUSCH VW, GIROUX DJ, KRAUT MJ, et al. Induction chemoradiation and surgical resection for non-small cell lung carcinomas of the superior sulcus: Initial results of Southwest Oncology Group

Trial 9416 (Intergroup Trial 0160). J Thorac Cardiovasc Surg, 2001, 121 (3) : 472-483.
[9] ADEBONOJO SA, MORITZ DM, DANBY CA. The results of modern surgical therapy for multiple primary lung cancers. Chest, 1997, 112 (3) : 693-701.
[10] NAKATA M, SAWADA S, YAMASHITA M, et al. Surgical treatments for multiple primary adenocarcinoma of the lung. Ann Thorac Surg, 2004, 78 (4) : 1194-1199.
[11] ZHONG WZ, WANG Q, MAO WM, et al. Gefitinib versus vinorelbine plus cisplatin as adjuvant treatment for stage Ⅱ-ⅢA (N1-N2) EGFR-mutant NSCLC (ADJUVANT/CTONG1104) : a randomised, open-label, phase 3 study. Lancet Oncol, 2018, 19 (1) : 139-148.
[12] YUE D, XU S, WANG Q, et al. Erlotinib versus vinorelbine plus cisplatin as adjuvant therapy in Chinese patients with stage ⅢA EGFR mutation-positive non-small-cell lung cancer (EVAN) : a randomised, open-label, phase 2 trial. Lancet Respir Med, 2018, 6 (11) : 863-873.
[13] LIANG J, BI N, WU S, et al. Etoposide and cisplatin vs paclitaxel and carboplatin with concurrent thoracic radiotherapy in unresectable stage Ⅲ non-small cell lung cancer: A multicenter randomized phase Ⅲ trial. Ann Oncol, 2017, 28 (4) : 777-783.
[14] ANTONIA SJ, VILLEGAS A, DANIEL D, et al. Durvalumab after chemoradiotherapy in stage Ⅲ non-small-cell lung cancer. N Engl J Med, 2017, 377 (20) : 1919-1929.
[15] ANTONIA SJ, VILLEGAS A, DANIEL D, et al. Overall survival with durvalumab after chemoradiotherapy in stage Ⅲ NSCLC. N Engl J Med, 2018, 379 (24) : 2342-2350.

[16] Gao S, Li N, Gao S, et al. Neoadjuvant PD-1 inhibitor (Sintilimab) in NSCLC. J Thorac Oncol 2020, 15 (5) : 816-826.
[17] GOSS GD, O'CALLAGHAN C, LORIMER I, et al. Gefitinib versus placebo in completely resected non-small-cell lung cancer: results of the NCIC CTG BR19 study. J Clin Oncol, 2013, 31 (27) : 3320-3326.
[18] KELLY K, ALTORKI NK, EBERHARDT WE, et al. Adjuvant erlotinib versus placebo in patients with stage ⅠB-ⅢA non-small-cell lung cancer (RADIANT) : a randomized, double-blind, phase Ⅲ trial. J Clin Oncol, 2015, 33 (34) : 4007-4014.
[19] ZHONG WZ, CHEN KN, CHEN C, et al. Erlotinib versus gemcitabine plus cisplatin as neoadjuvant treatment of stage ⅢA-N2 EGFR-mutant non-small-cell lung cancer (EMERGING-CTONG 1103) : A randomized phase Ⅱ Study. J Clin Oncol, 2019, 37 (25) : 2235-2245.

5.4 不可手术ⅢA、ⅢB、ⅢC期非小细胞肺癌的治疗

分期	分层	Ⅰ级推荐	Ⅱ级推荐	Ⅲ级推荐
不可切除ⅢA期、ⅢB期、ⅢC期NSCLC	PS=0~1	1. 多学科团队讨论 2. 根治性同步放化疗（1类证据）[1, 2] 放疗：三维适形调强/图像引导适形调强放疗；累及野淋巴结区域放疗（1类证据）[3-5] 化疗： 顺铂+依托泊苷（足叶乙苷）（1类证据）[6] 顺铂/卡铂+紫杉醇（1类证据）[6] 顺铂+多西他赛（1类证据）[7] 顺铂或卡铂+培美曲塞（非鳞癌，1类证据）[8, 9] 3. 度伐利尤单抗作为同步放化疗后的巩固治疗（1A类证据）[10, 11]	1. 序贯化疗+放疗[12-14] 化疗： 顺铂+紫杉醇（1类证据） 顺铂+长春瑞滨（1类证据） 放疗：三维适形放疗[15] 2. MDT讨论评价诱导治疗后降期手术的可行性，如能做到完全性切除，诱导治疗后手术治疗	
	PS=2	1. 单纯放疗：三维适形放疗[15]； 2. 序贯放疗+化疗[12-14] 放疗：三维适形调强/图像引导适形调强放疗；累及野淋巴结区域放疗（1类证据）[3-5] 化疗： 卡铂+紫杉醇（1类证据） 顺铂或卡铂+培美曲塞（非鳞癌，1类证据）[8, 9]	单纯化疗：化疗方案参考Ⅳ期无驱动基因突变NSCLC方案； 靶向治疗：靶向治疗方案参考Ⅳ期驱动基因阳性NSCLC方案（限驱动基因阳性患者）	

不可切除ⅢA 期、ⅢB、ⅢC 期主要指有如下影像或淋巴结病理性证据：

1. 同侧纵隔淋巴结多枚转移成巨大肿块或多站转移（ⅢA：T1-2N2 或ⅢB：T3-4N2）。
2. 对侧肺门、纵隔淋巴结，或同、对侧斜角肌或锁骨上淋巴结转移（ⅢB：T1-2N3；ⅢC：T3-4N3）。
3. 病灶侵犯心脏、主动脉和食管（ⅢA：T4N0-1）。

同步放化疗方案：

EP：顺铂 50mg/m^2，d1，8，29，36；依托泊苷 50mg/m^2，d1~5，d29~33；

PC：卡铂 AUC 2，紫杉醇 45~50mg/m^2，每周；

AP：顺铂 75mg/m^2，d1；培美曲塞 500mg/m^2，d1，每 3 周重复（非鳞癌）；

AC：卡铂 AUC 5，d1；培美曲塞 500mg/m^2，d1，每 3 周重复（非鳞癌）；

DP：顺铂 20mg/m^2，多西他赛 20mg/m^2，每周。

放疗方案：60~66Gy/30~33 次 /6~7 周。

【注释】

第 8 版 IASLC/UICC 肺癌分期指南已广泛应用，因此本指南中添加了关于ⅢC 期的相关治疗推荐，同时对推荐表格下方的备注部分进行了相应的修改。

本节指南中，有根治性治疗可能（意愿）且 PS 评分良好的患者，如放疗设备、放疗计划的剂量参数符合剂量学要求，则推荐同步放化疗[1，2]。对于放射治疗，至少应予以患者基于CT定位的三维适形放疗（3D-CRT）[15]。推荐采用常规剂量分割方式，靶区剂量60~66Gy/30~33次/6~7周。RTOG 0617研究[16]表明，进一步增加放疗总剂量至74Gy并不能提高疗效。非计划性放疗中断导致的放疗总治疗时间延长，不利于放疗疗效的提高。超分割或加速超分割放疗的相关临床研究表明，缩短总治疗时间能显著改善长期生存[17-19]，但这类放疗技术引起放疗并发症的可能性更高，其临床实用性受到一定限制，目前只能在一些选择性患者中开展。关于纵隔淋巴结预防放疗，同步放化疗或序贯化放疗，均推荐基于PET-CT检查和IMRT现代放射治疗技术进行累及野的选择性淋巴结区域照射[3-5]。

部分因各种原因不能耐受同步放化疗的患者，可以采用序贯化疗—根治性放疗，研究证实该治疗策略较单纯放疗可改善生存获益[12-14]。目前证据表明，诱导化疗后行同步放化疗不是理想的治疗模式，同样，Ⅲ期临床研究没有显示出放化疗后加巩固化疗对患者有长期生存获益[20]。

对于PS=2，难以耐受同步放化疗的患者，单纯放疗或序贯放疗+化疗为推荐的治疗模式，序贯放疗+化疗能够进一步提高患者生存获益。单纯根治性放疗可用于因PS=2或严重合并症而不适合放化综合治疗策略的患者，通过提高患者治疗耐受性而获得潜在的生存获益。对于难以耐受或不愿接受放疗的患者，可予以化疗，化疗方案参照Ⅳ期驱动基因阴性患者NSCLC中的化疗方案推荐，根据患者的不同病理类型，选择适宜的化疗方案。

不可切除患者经诱导治疗后可否手术目前存在较多争议，尚无一个明确的推荐指南。提示对这类患者在治疗开始时应该进行有效的个体化多学科会诊，其重要性可能远胜于一个设计好的精确治疗路径或协议。新近研究（ESPATUE）显示，部分不可切除的Ⅲ期患者经诱导化疗或放化疗后获益，T、N分期明显降期，转变为可手术切除。手术切除和根治性放化疗比较，尽管术后PFS和OS没有增加，但亚组分析显示选择性患者（T3N2，T4N0-1）（AJCC第7版分期指南）有明显的长期生存获益，尤以ⅢB（T4N0-1）显著。总之，目前没有1级证据推荐常规新辅助放疗或放化疗加手术的治疗模式。目前除临床研究外，新辅助放疗没有适应证。新辅助治疗后可切除的Ⅲ期患者，如切缘（+），患者临床条件许可，可术后同步放化疗，如切缘（–），可行序贯术后化疗—放疗，术后放疗可提高患者的局部控制率。

非随机研究显示，一些先进放疗技术如4D-CT或PET-CT模拟技术，结合IGRT、VMAT、TOMO和质子放疗对比常规3D-CRT和IMRT放疗，可减少放疗毒性，改善疗效。但实施这类新技术应参考ACR-ASTRO放疗实践指南，进行临床研究。目前尚无同步放疗+TKI治疗不可切除ⅢA期、ⅢB期、ⅢC期非小细胞肺癌生存获益的临床证据。

PACIFIC研究是一项针对不可手术切除的局部晚期NSCLC根治性同步放化疗后，予以PD-L1抑制剂度伐利尤单抗巩固治疗对比安慰剂的Ⅲ期随机对照研究。结果显示同步放化疗后度伐利尤单抗巩固治疗组的PFS显著优于安慰剂组（中位PFS 16.8个月 vs. 5.6个月，P<0.001）。且度伐利尤单抗巩固治疗组的疾病缓解率、疾病缓解维持时间、发生远处转移或死亡的时间均显著优于对照组[10]。基于PACIFIC研究的结果，2018年2月FDA批准其用于局部晚期NSCLC同步放化疗后的巩固治疗。在不良反应方面，度伐利尤单抗组3或4度不良反应发生率，因不良反应导致治疗中断率要高于对照组[11]。度伐利尤单抗已由NMPA于2019年12月9日批准上市，本次指南更新将度伐利尤单抗

的治疗方案作为Ⅰ级推荐，用于治疗同步放化疗后未进展的不可切除的Ⅲ期非小细胞肺癌患者。

参考文献

[1] CURRAN WJ JR, PAULUS R, LANGER CJ, et al. Sequential vs. concurrent chemoradiation for stage Ⅲ non-small cell lung cancer: randomized phase Ⅲ trial RTOG 9410. J Natl Cancer Inst, 2011, 103 (19) : 1452-1460.

[2] AUPÉRIN A, LE PÉCHOUX C, ROLLAND E, et al. Meta-analysis of concomitant versus sequential radiochemotherapy in locally advanced non-small-cell lung cancer. J Clin Oncol, 2010, 28 (13) : 2181-2190.

[3] BELDERBOS JS, KEPKA L, SPRING KONG FM, et al. Report from the International Atomic Energy Agency (IAEA) consultants′ meeting on elective nodal irradiation in lung cancer: non-small-cell lung cancer (NSCLC) . Int J Radiat Oncol Biol Phys, 2008, 72 (2) : 335-342.

[4] YUAN S, SUN X, LI M, et al. A randomized study of involved-field irradiation versus elective nodal irradiation in combination with concurrent chemotherapy for inoperable stage Ⅲ nonsmall cell lung cancer. Am J Clin Oncol, 2007, 30 (3) : 239-244.

[5] CHEN M, BAO Y, MA HL, et al. Involved-field radiotherapy versus elective nodal irradiation in com-

bination with concurrent chemotherapy for locally advanced non-small cell lung cancer: a prospective randomized study. Biomed Res Int, 2013, 2013: 371819.
[6] LIANG J, BI N, WU S, et al. Etoposide and cisplatin versus paclitaxel and carboplatin with concurrent thoracic radiotherapy in unresectable stage Ⅲ non-small cell lung cancer: a multicenter randomized phase Ⅲ trial. Ann Oncol, 2017, 28 (4) : 777-783.
[7] AHN JS, AHN YC, KIM JH, et al. Multinational randomized phase Ⅲ trial with or without consolidation chemotherapy using docetaxel and cisplatin after concurrent chemoradiation in inoperable stage Ⅲ non-small-cell lung cancer: KCSG-LU05-04. J Clin Oncol, 2015, 33 (24) : 2660-2666.
[8] SENAN S, BRADE A, WANG LH, et al. PROCLAIM: randomized phase Ⅲ trial of pemetrexed-cisplatin or etoposide-cisplatin plus thoracic radiation therapy followed by consolidation chemotherapy in locally advanced nonsquamous non-small-cell lung cancer. J Clin Oncol, 2016, 34 (9) : 953-962.
[9] CHOY H, GERBER DE, BRADLEY JD, et al. Concurrent pemetrexed and radiation therapy in the treatment of patients with inoperable stage III non-small cell lung cancer: a systematic review of completed and ongoing studies. Lung Cancer, 2015, 87 (3) : 232-240.
[10] ANTONIA SJ, VILLEGAS A, DANIEL D, et al. Durvalumab after chemoradiotherapy in stage Ⅲ non-small-cell lung cancer. N Engl J Med, 2017, 377 (20) : 1919-1929.
[11] ANTONIA SJ, VILLEGAS A, DANIEL D, et al. Overall survival with durvalumab after chemoradiotherapy in stage Ⅲ NSCLC. N Engl J Med, 2018, 379 (24) : 2342-2350.

[12] WANG L, WU S, OU G, et al. Randomized phase Ⅱ study of concurrent cisplatin/etoposide or paclitaxel/carboplatin and thoracic radiotherapy in patients with stage Ⅲ non-small cell lung cancer. Lung Cancer, 2012, 77 (1) : 89-96.

[13] GARRIDO P, ROSELL R, ARELLANO A, et al. Randomized phase Ⅱ trial of non-platinum induction or consolidation chemotherapy plus concomitant chemoradiation in stage Ⅲ NSCLC patients: mature results of the Spanish Lung Cancer Group 0008 study. Lung Cancer, 2013, 81 (1) : 84-90.

[14] BELDERBOS J, UITTERHOEVE L, VAN ZANDWIJK N, et al. Randomised trial of sequential versus concurrent chemo-radiotherapy in patients with inoperable non-small cell lung cancer (EORTC 08972-22973) . Eur J Cancer, 2007, 43 (1) : 114-121.

[15] CHEN AB, NEVILLE BA, SHER DJ, et al. Survival outcomes after radiation therapy for stage Ⅲ non-small-cell lung cancer after adoption of computed tomography-based simulation. J Clin Oncol, 2011, 29 (17) : 2305-2311.

[16] BRADLEY JD, PAULUS R, KOMAKI R, et al. Standard-dose versus high-dose conformal radiotherapy with concurrent and consolidation carboplatin plus paclitaxel with or without cetuximab for patients with stage ⅢA or ⅢB non-small-cell lung cancer (RTOG 0617) : a randomised, two-by-two factorial phase 3 study. Lancet Oncol, 2015, 16 (2) : 187-199.

[17] MAUGUEN A, LE PÉCHOUX C, SAUNDERS MI, et al. Hyperfractionated or accelerated radio-

therapy in lung cancer: an individual patient data meta-analysis. J Clin Oncol, 2012, 30 (22) : 2788-2797.

[18] SCHAAKE-KONING C, VAN DEN BOGAERT W, DALESIO O, et al. Effects of concomitant cisplatin and radiotherapy on inoperable non-small-cell lung cancer. N Engl J Med, 1992, 326 (8) : 524-530.

[19] REYMEN B, VAN BAARDWIJK A, WANDERS R, et al. Long-term survival of stage T4N0-1 and single station ⅢA-N2 NSCLC patients treated with definitive chemo-radiotherapy using individualised isotoxic accelerated radiotherapy (INDAR) . Radiother Oncol, 2014, 110 (3) : 482-487.

[20] VOKES EE, HERNDON JE 2ND, KELLEY MJ, et al. Induction chemotherapy followed by chemoradiotherapy compared with chemoradiotherapy alone for regionally advanced unresectable stage Ⅲ Non-small-cell lung cancer: Cancer and Leukemia Group B. J Clin Oncol, 2007, 25 (13) : 1698-1704.

5.5 Ⅳ期驱动基因阳性非小细胞肺癌的治疗

（1）*EGFR* 突变非小细胞肺癌的治疗

分期	分层	Ⅰ级推荐	Ⅱ级推荐	Ⅲ级推荐
Ⅳ期 *EGFR* 突变 NSCLC 一线治疗[a, b, c]		吉非替尼（1A 类证据)、 厄洛替尼（1A 类证据)、 埃克替尼（1A 类证据)、 阿法替尼（1A 类证据)、 达可替尼（1A 类证据)、 奥希替尼（1A 类证据）[1-6]； [脑转移病灶≥3个： EGFR-TKI 治疗 （1B 类证据）[7]]	吉非替尼或厄洛替尼 + 化疗（PS=0~1）[9]； 厄洛替尼 + 贝伐珠单抗[14]； 含铂双药化疗或含 铂双药化疗 + 贝伐珠单抗 （非鳞癌）[d]	
Ⅳ期 *EGFR* 突变 NSCLC 耐药后治疗[e]	寡进展或 CNS 进展	继续原 EGFR-TKI 治疗 + 局部治疗[10]	再次活检明确耐药机制	
	广泛进展	一/二代 TKI 一线治疗失败再次活检： T790M 阳性者：奥希替尼 （1A 类证据）[11]； 再次活检 T790M 阴性者或者三代 TKI 治疗失败：含铂双药化疗 ± 贝伐单抗（非鳞癌）（1A/2A 类证据）	再次活检评估其他耐药机制； 再次检测 T790M 阳性者：含铂双药化疗或含铂双药化疗 + 贝伐珠单抗（非鳞癌） 阿美替尼[12]	

EGFR 突变非小细胞肺癌的治疗（续表）

分期	分层	Ⅰ级推荐	Ⅱ级推荐	Ⅲ级推荐
Ⅳ期 *EGFR* 突变 NSCLC 靶向及含铂双药失败后治疗	PS=0~2	单药化疗	单药化疗 + 贝伐珠单抗（非鳞癌）； 安罗替尼	

a. 驱动基因阳性鳞癌参照非鳞癌，本章节主要涉及多发转移患者，寡转移参考本指南其他相应章节；

b. 确诊 *EGFR* 突变前由于各种原因接受了化疗的患者，在确诊 *EGFR* 突变后除推荐参考本指南选择 EGFR-TKI 外，也可在疾病进展或不能耐受当前治疗时参考本指南一线治疗；

c. 部分患者确诊晚期 NSCLC 后因为各种原因未能明确基因类型，一线接受化疗的患者进展后活检明确诊断为 *EGFR* 突变，治疗参考本指南一线治疗；

d. 具体药物可参考本指南驱动基因阴性Ⅳ期 NSCLC 治疗部分；

e. 耐药后进展模式根据进展部位和是否寡进展划分为以下两种类型：

寡进展或 CNS 进展：局部孤立病灶进展或者中枢神经系统病灶进展；

广泛进展：全身或多部位病灶显著进展。

【注释】

EGFR 突变阳性晚期 NSCLC 患者一线治疗的多个随机对照研究[1-4]显示，吉非替尼、厄洛替

尼、埃克替尼、阿法替尼对比化疗均可显著改善患者的 PFS，且 3 级及以上不良反应显著低于化疗，LUX-Lung7、ARCHER 1050 研究[5]和 FLAURA 研究[6]分别显示阿法替尼、达可替尼、奥希替尼疗效优于一代 TKI，奠定了第一代 EGFR-TKI 吉非替尼、厄洛替尼、埃克替尼，第二代 TKI 阿法替尼、达可替尼以及第三代 TKI 奥希替尼在 *EGFR* 突变晚期 NSCLC 一线治疗的地位。这六个药物均已被 NMPA 批准用于一线 *EGFR* 突变阳性晚期 NSCLC 患者的治疗。

基于 LUX-Lung 2，3，6 合并分析阿法替尼治疗少见突变的研究[17]，阿法替尼还被 FDA 批准用于 18~21 外显子少见位点突变（Leu861Gln，Gly719Ser，Gly719Ala，Gly719Cys，Ser768lle）患者的治疗。二代 EGFR-TKI 较一代 EGFR-TKI 具有更优的疗效，但不良反应也显著增加，ARCHER 1050 研究中接受达可替尼治疗的患者，近 2/3 因不良反应需要进行剂量调整。2019 年 NMPA 基于 ARCHER 1050 研究结果批准了达可替尼一线适应证，本指南新增Ⅰ级推荐达可替尼一线治疗 *EGFR* 突变患者。FLAURA 研究[6]显示三代 EGFR-TKI 奥希替尼较一代 EGFR-TKI 显著延长 PFS（中位 18.9 个月 vs. 10.2 个月，*P*<0.001）和 OS（中位 38.6 个月 vs. 31.8 个月，*P*=0.046 2）。但亚裔亚组分析 OS 无明显差异。NMPA 已批准其一线适应证，本次指南修改一线应用奥希替尼升至Ⅰ级推荐。

联合治疗模式，包括 EGFR-TKI 联合化疗或抗血管生成治疗，也为 *EGFR* 突变阳性患者一线治疗的选择。FASTACT-2 研究对比了化疗交替厄洛替尼和单纯化疗治疗晚期 NSCLC 的疗效，联合治疗组在 *EGFR* 突变亚组的中位 PFS（16.8 个月 vs. 6.9 个月，*P*<0.001）和 OS（31.4 个月 vs. 20.6 个月，*P*=0.009 2）均显著优于单纯化疗组。Ⅱ期随机对照 JMIT 研究中[9]，吉非替尼联合培美曲塞组 PFS

优于吉非替尼单药（中位 15.8 个月 vs. 10.9 个月，P=0.029）。Ⅲ期研究 NEJ009[13] 以及印度开展的Ⅲ期研究探讨 TKI 联合含铂双药化疗，结果均显示吉非替尼联合培美曲塞 + 卡铂组较吉非替尼单药组显著延长 PFS，并且 OS 也显著延长。

日本的 JO25567 Ⅱ期研究显示，贝伐珠单抗联合厄洛替尼相比厄洛替尼单药一线治疗晚期 *EGFR* 敏感突变型非鳞 NSCLC，可显著延长患者的 PFS（中位 16.0 个月 vs. 9.7 个月，P=0.001 5）。基于该研究，EMA 于 2016 年批准了贝伐珠单抗联合厄洛替尼用于 *EGFR* 敏感突变型晚期非鳞 NSCLC 的一线治疗。Ⅲ期随机对照研究 CTONG1509[14] 再次验证贝伐珠单抗与厄洛替尼联合方案在中国人群的疗效和安全性，贝伐珠单抗联合厄洛替尼相比厄洛替尼单药显著延长患者的 PFS（中位 18.0 个月 vs. 11.3 个月，P<0.001）。也有研究提示贝伐珠单抗联合厄洛替尼对伴有脑转移 *EGFR* 突变患者具有更优的疗效[15]。但由于 NMPA 尚未批准适应证，本次指南维持将厄洛替尼联合贝伐珠单抗的治疗方案定为Ⅱ级推荐。目前，*EGFR* 突变阳性患者一线治疗策略具有多个选择，在临床实践中，成本 - 效益比也是需要考虑的一大因素。一项回顾性研究表明，与全脑放疗（联合或不联合化疗）相比，对于存在脑转移的 *EGFR* 突变阳性患者，埃克替尼具有更高的成本效益[8]。

既往回顾性研究、前瞻性Ⅱ期临床研究分析均显示，EGFR-TKI 单药治疗 *EGFR* 突变患者脑转移具有较好的颅内病灶控制率。BRAIN 研究[7] 头对头比较了 EGFR-TKI 和全脑放疗治疗 *EGFR* 突变阳性 NSCLC 脑转移数目≥ 3 个患者的疗效，结果显示埃克替尼显著延长了颅内无进展生存期（iPFS），PFS 也优于全脑放疗 ± 化疗组。BRAIN 研究结果支持 TKI 作为 *EGFR* 突变阳性 NSCLC 伴≥ 3 个脑转移患者治疗的基本策略。三代 EGFR-TKI 奥希替尼也显示出了更好的颅内病灶控制效果[16]。

由于靶向治疗耐药后治疗手段增多，虽有研究显示部分 EGFR-TKI 耐药的患者继续接受靶向治疗仍有短暂获益，EGFR-TKI 耐药后缓慢进展的患者也应该尽快接受后续有效的抗肿瘤治疗。本次指南修订委员会决定根据进展部位和是否寡进展划分为两种类型：寡进展 /CNS 进展型和广泛进展型。对于寡进展 /CNS 进展患者，多个回顾性分析显示继续原 EGFR-TKI 治疗联合局部治疗可获益[10]。同时，由于三代 EGFR-TKI 奥希替尼对于中枢神经转移病灶有效率高，寡进展 /CNS 进展的患者也以Ⅱ级推荐行驱动基因突变检测，决定后续治疗方案。

EGFR-TKI 耐药后再活检耐药机制分析显示 T790M 突变为 50% 左右。对比奥希替尼和铂类双药化疗治疗 TKI 耐药后 T790M 阳性的 NSCLC 的随机Ⅲ期 AURA3 临床研究[11]显示，奥希替尼显著延长 PFS 时间（中位 10.1 个月 vs. 4.4 个月，P<0.001）。AURA17 研究进一步在亚裔人群中评估了奥希替尼治疗 TKI 耐药后 T790M 阳性患者的疗效，BIRC 评估的 ORR 为 62%，中位 PFS 9.7 个月，中位 OS 23.2 个月。此外，国产数个三代 EGFR-TKI 在 TKI 耐药后 T790M 阳性 NSCLC 治疗中也显示出良好的疗效。2019WCLC 公布了阿美替尼治疗一代 EGFR-TKI 进展的 T790M 阳性的 NSCLC 的多中心、单臂Ⅱ期临床研究[12]显示 ORR 为 68.4%，且耐受性好。2019ESMO 大会公布一项艾氟替尼治疗 EGFR-TKI 耐药后出现 T790M 突变的晚期 NSCLC 的Ⅰ/Ⅱ期临床研究[18]显示 ORR 为 76.7%，DCR 为 82.8%，对于脑转移患者颅内病灶的 ORR 也高达 58.8%。目前，阿美替尼已获 NMPA 批准二线适应证，本指南新增阿美替尼Ⅱ级推荐用于存在 T790M 突变的经一代或者二代 EGFR-TKI 治疗失败的晚期 NSCLC 二线治疗。艾氟替尼也已向 NMPA 提出上市申请。

若耐药后不存在 T790M 突变，化疗目前仍为经典的治疗选择，但不建议继续使用 EGFR-TKI。IMPRESS 研究在一线吉非替尼耐药后的患者中对比了化疗和化疗联合吉非替尼的疗效，联合用药的患者的 PFS 并没有延长，OS 数据显示，吉非替尼联合化疗组 OS 反而低于单纯化疗组（中位 13.4 个月 vs. 19.5 个月，HR=1.44，*P*=0.016）。2019WCLC 会议上发表的一项特瑞普利单抗联合化疗用于 EGFR-TKI 治疗失败的 *EGFR* 突变阳性 T790M 阴性晚期 NSCLC 患者的Ⅱ临床研究结果[19]显示 ORR 达 50%，DCR 达 87.5%，中位 DoR 为 7.0 个月，整体人群 PFS 达 7.0 个月，PD-L1 表达阳性患者 PFS 可达 8.3 个月，且 3 级以上免疫相关不良事件发生率仅为 7.5%，多个Ⅲ期临床研究正在探讨化疗联合免疫治疗在 EGFR-TKI 耐药患者中的地位。

其他 EGFR-TKI 耐药的原因还包括 *EGFR* 扩增、*MET* 扩增、*HER-2* 扩增、*PIK3CA* 突变、*BRAF* 突变以及 SCLC 转换等原因，目前针对 BRAF、HER-2、MET 等多个靶点都有相应的临床试验在进行中，EGFR-TKI 耐药后可进行再活检明确耐药原因以指导下一步治疗。

安罗替尼的Ⅲ期临床研究（ALTER0303）结果显示，对比安慰剂，安罗替尼能够显著延长患者中位 OS 和 PFS，OS 延长 3.3 个月（中位 9.6 个月 vs. 6.3 个月，*P*=0.001 8），死亡风险下降 32%；PFS 延长 4.0 个月（中位 5.4 个月 vs. 1.4 个月，*P*<0.000 1）。2018 年 5 月，安罗替尼获 NMPA 批准用于既往至少接受过 2 种系统化疗后出现进展或复发的局部晚期或转移性非小细胞肺癌患者的治疗，对于存在 *EGFR* 突变或 ALK 融合阳性的患者，在开始安罗替尼治疗前应接受相应的标准靶向药物治疗后进展、且至少接受过 2 种系统化疗后出现进展或复发。

另外，抗 PD-1/PD-L1 免疫单药治疗在 *EGFR/ALK* 驱动基因阳性患者中疗效有限[20]。*EGFR/ALK*

阳性的患者，尽管PD-L1表达水平可能较高，但单药免疫治疗疗效不佳。对于免疫联合治疗，IMpower150研究入组了*EGFR*及*ALK*变异阳性的患者，2018年的ESMO-ASIA会议进一步公布了该研究中*EGFR*突变患者的探索性分析结果，提示阿替利珠单抗+化疗+贝伐珠单抗的疗效相比阿替利珠单抗+化疗或化疗+贝伐珠单抗都有显著提高，客观缓解率达71%，中位PFS达10.2个月，中位OS超过25个月；既往接受过EGFR-TKI靶向治疗的患者仍能从四药联合治疗中获益。FDA于2018年12月批准阿替利珠单抗联合贝伐珠单抗及紫杉醇+卡铂用于无*EGFR*及*ALK*变异的晚期NSCLC一线治疗，但未批准用于EGFR-TKI耐药后患者的后线治疗；欧盟2019年3月也批准了这一四药联合方案，包括作为EGFR-TKI耐药后患者的后线治疗，但这一方案在*EGFR*突变患者中的应用前景还需要更多临床研究的数据。

参考文献

［1］MOK TS, WU YL, THONGPRASERT S, et al. Gefitinib or carboplatin-paclitaxel in pulmonary adenocarcinoma. N Engl J Med, 2009, 361 (10) : 947-957.

［2］ZHOU C, WU YL, CHEN G, et al. Erlotinib versus chemotherapy as first-line treatment for patients with advanced EGFR mutation-positive non-small-cell lung cancer (OPTIMAL, CTONG-0802) : a multicentre, open-label, randomised, phase 3 study. Lancet Oncol, 2011, 12 (8) : 735-742.

[3] WU YL, ZHOU C, HU CP, et al. Afatinib versus cisplatin plus gemcitabine for first-line treatment of Asian patients with advanced non-small-cell lung cancer harbouring EGFR mutations (LUX-Lung 6) : an open-label, randomised phase 3 trial. Lancet Oncol, 2014, 15 (2) : 213-222.
[4] SHI YK, WANG L, HAN BH, et al. First-line icotinib versus cisplatin/pemetrexed plus pemetrexed maintenance therapy for patients with advanced EGFR mutation-positive lung adenocarcinoma (CONVINCE) : a phase 3, open-label, randomized study. Ann Oncol, 2017, 28 (10) : 2443-2450.
[5] WU YL, CHENG Y, ZHOU X, et al. Dacomitinib versus gefitinib as first-line treatment for patients with EGFR-mutation-positive non-small-cell lung cancer (ARCHER 1050) : a randomised, open-label, phase 3 trial. Lancet Oncol, 2017, 18 (11) : 1454-1466.
[6] RAMALINGAM SS, VANSTEENKISTE J, PLANCHARD D, et al. Overall survival with osimertinib in untreated, EGFR-mutated advanced NSCLC. N Engl J Med, 2020, 382: 41-50.
[7] YANG JJ, ZHOU C, HUANG Y, et al. Icotinib versus whole-brain irradiation in patients with EGFR-mutant non-small-cell lung cancer and multiple brain metastases (BRAIN) : a multicentre, phase 3, open-label, parallel, randomised controlled trial. Lancet Respir Med, 2017, 5 (9) : 707-716.
[8] Li W, Bai R, Qian L, et al. Cost-effectiveness of icotinib versus whole-brain irradiation with or without chemotherapy in EGFR-mutant NSCLC patients with brain metastases. Asia Pac J Clin Oncol 2020.
[9] CHENG Y, MURAKAMI H, YANG PC, et al. Randomized phase Ⅱ trial of gefitinib with and without pemetrexed as first-line therapy in patients with advanced nonsquamous non-small-cell lung cancer

with activating epidermal growth factor receptor mutations. J Clin Oncol, 2016, 34 (27) : 3258-3266.
[10] XU Q, ZHOU F, LIU H, et al. Consolidative local ablative therapy improves the survival of patients with synchronous oligometastatic NSCLC harboring EGFR activating mutation treated with first-line EGFR-TKIs. J Thorac Oncol, 2018, 13: 1383-1392.
[11] MOK TS, WU YL, AHN M, et al. Osimertinib or platinum-pemetrexed in EGFR T790M-positive lung cancer. N Engl J Med, 2017, 376 (7) : 629-640.
[12] LU S, WANG Q, ZHANG G, et al. The third generation EGFR inhibitor (EGFR-TKI) HS-10296 in advanced NSCLC patients with resistance to first generation EGFR-TKI. J Thorac Oncol, 2019, 14 (10) : S208-S209.
[13] NAKAMURA A, INOUE A, MORITA S, et al. Phase Ⅲ study comparing gefitinib monotherapy (G) to combination therapy with gefitinib, carboplatin, and pemetrexed (GCP) for untreated patients (pts) with advanced non-small cell lung cancer (NSCLC) with EGFR mutations (NEJ009) . J Clin Oncol, 2018, 36 (15_suppl) : 9005.
[14] ZHOU Q, WU YL, CHENG Y, et al. CTONG 1509: Phase Ⅲ study of bevacizumab with or without erlotinib in untreated Chinese patients with advanced EGFR-mutated NSCLC. Annals of Oncology, 2019, 30: 1.
[15] JIANG T, ZHANG Y, LI X, et al. EGFR-TKIs plus bevacizumab demonstrated survival benefit than EGFR-TKIs alone in patients with EGFR-mutant NSCLC and multiple brain metastases. Eur J Can-

cer, 2019, 121: 98-108.
[16] REUNGWETWATTANA T, NAKAGAWA K, CHO BC, et al. CNS response to osimertinib versus standard epidermal growth factor receptor tyrosine kinase inhibitors in patients with untreated EGFR-mutated advanced non-small-cell lung cancer. J Clin Oncol, 2018, 36 (33) : 3290-3297.
[17] YANG JC, SEQUIST LV, GEATER SL, et al. Clinical activity of afatinib in patients with advanced non-small-cell lung cancer harbouring uncommon EGFR mutations: a combined post-hoc analysis of LUX-Lung 2, LUX-Lung 3, and LUX-Lung 6. Lancet Oncol, 2015, 16 (7) : 830-838.
[18] SHI Y, ZHANG S, HU X, et al. Safety, clinical activity and pharmacokinetics of alflutinib (AST2818) in advanced NSCLC patients with EGFR T790M mutation. J Thorac Oncol, 2020 Jan 30, doi: 10. 1016/j. jtho. 2020. 01. 010
[19] ZHANG J, ZHOU C, ZHAO Y, et al. A PII study of toripalimab, a PD-1 mAb, in combination with chemotherapy in EGFR plus advanced NSCLC patients failed to prior EGFR TKI therapies. J Thorac Oncol, 2019, 14 (10) : S292-S292.
[20] MAZIÈRES J, DRILON A, MHANNA I, et al. Immune checkpoint inhibitors for patients with advanced lung cancer and oncogenic driver alterations: results from the IMMUNOTARGET registry. Ann Oncol, 2019, 30 (8) : 1321-1328.

（2）*ALK* 融合阳性非小细胞肺癌的治疗

分期	分层	Ⅰ级推荐	Ⅱ级推荐	Ⅲ级推荐
Ⅳ期 *ALK* 融合 NSCLC 一线治疗 [a, b, c]		阿来替尼（优先推荐）（1A 类证据）[1, 2]； 克唑替尼（1A 类证据）[3]	含铂双药化疗或含铂双药化疗 + 贝伐珠单抗（非鳞癌）[4] d	brigatinib（1A类证据）[5]
Ⅳ期 *ALK* 融合 NSCLC 靶向后线治疗	寡进展或 CNS 进展	原 TKI 治疗 + 局部治疗 [6]； 阿来替尼或塞瑞替尼（限一线克唑替尼）[7, 8]	含铂双药化疗 + 局部治疗或含铂双药化疗 + 贝伐珠单抗（非鳞癌）+ 局部治疗 [4, 6]	
	广泛进展	一代 TKI 一线治疗失败：阿来替尼 / 塞瑞替尼（1 类证据）[7, 8]； 二代 TKI 一线治疗或一代 / 二代 TKI 治疗均失败：含铂双药化疗或含铂双药化疗 + 贝伐珠单抗（非鳞癌）（1 类证据）[4]	一代 TKI 一线治疗失败：含铂双药化疗或含铂双药化疗 + 贝伐珠单抗（非鳞癌）（1 类证据）[4] 活检评估耐药机制 [9] 进入临床研究 [10]	一代 TKI 一线治疗失败：brigatinib（3类证据）[11]； 二代 TKI 一线治疗或一 / 二代 TKI 治疗均失败：lorlatinib（3类证据）[12]

ALK 融合阳性非小细胞肺癌的治疗（续表）

分期	分层	Ⅰ级推荐	Ⅱ级推荐	Ⅲ级推荐
Ⅳ期 *ALK* 融合 NSCLC 靶向及含铂双药失败后治疗	PS=0~2	单药化疗	单药化疗 + 贝伐珠单抗（非鳞癌）[13]	安罗替尼[14]

a. 本章节主要涉及多发转移患者，寡转移参考本指南其他相应章节；

b. 确诊 *ALK* 融合前接受了化疗，可在确诊 *ALK* 融合后中断化疗或化疗完成后接受 ALK 抑制剂治疗；

c. 确诊晚期 NSCLC 后未行 *ALK* 融合相关检测，一线治疗后活检为 *ALK* 融合，治疗参考本指南一线治疗；

d. 具体药物可参考本指南驱动基因阴性Ⅳ期 NSCLC 治疗部分。

【注释】

ALK 融合阳性晚期 NSCLC 目前国内获批的药物有克唑替尼、阿来替尼和塞瑞替尼，其中，塞瑞替尼仅批准用于一代 ALK 抑制剂耐药后的二线治疗。PROFILE 1014 研究证实一线克唑替尼疗效优于含铂双药化疗，PFS 显著延长（中位 10.9 个月 vs. 7.0 个月，*P*<0.001），ORR 显著提高（74% vs. 45%，*P*<0.001）[15]。针对 *ALK* 阳性亚裔人群的研究——PROFILE 1029 研究也达到了主要研究终点[3]。

在亚洲人群中进行的阿来替尼与克唑替尼头对头比较的Ⅲ期临床研究 ALESIA[2] 的结果与 ALEX[1] 一致，阿来替尼组 PFS 显著延长（中位 PFS 未到达 vs. 11.1 个月，HR=0.22，*P*<0.001）；

颅内客观缓解率阿来替尼组达 94.1%，显著优于克唑替尼组的 28.6%，降低脑转移发生风险 86%（HR=0.14，*P*<0.000 1）。基于该研究结果，我国 NMPA 于 2018 年批准阿来替尼用于 *ALK* 阳性的局部晚期或转移性 NSCLC，包括一线及克唑替尼治疗进展后的二线用药。由于阿来替尼一线治疗中位 PFS 时间 34.8 个月，本指南将其作为 ALK 阳性患者一线治疗的 I 级优先推荐。

Ⅲ期临床研究 ASCEND-4[16]研究证实了塞瑞替尼在未经治疗的 *ALK* 阳性 NSCLC 患者中的疗效。研究显示，塞瑞替尼组中位 PFS 16.6 个月，化疗组 8.1 个月。由于塞瑞替尼耐受性不佳，另一项多中心随机临床研究 ASCEND-8 研究[17]比较了塞瑞替尼 450mg 日剂量随餐服用及 750mg 空腹服用的疗效及安全性，450mg 随餐服用同 750mg 空腹服用患者的血药浓度相似，但胃肠毒性显著降低。450mg 组的患者的依从性更好，其 15 个月无进展生存预期值较 750mg 空腹给药组更高（66.4% 及 41%），塞瑞替尼已获 FDA 及 EMA 批准在 *ALK* 融合阳性 NSCLC 的一线及克唑替尼治疗进展后的适应证，目前正在向 NMPA 申请一线治疗适应证。

ALTA-1L 研究[5]结果显示，在亚洲和非亚洲人群中，与克唑替尼相比，brigatinib 均有显著 PFS 改善趋势，亚洲人群 brigatinib 疾病进展风险下降 59%（中位 PFS 未达到 vs. 11.1 个月，HR=0.41，*P*=0.026 1），基线伴脑转移患者的颅内 PFS 在亚洲人群（HR=0.15，*P*=0.003 7）较克唑替尼也均有显著改善。基于此，FDA 已近批准 brigatinib 一线治疗 ALK 阳性 NSCLC 患者，但我国尚未上市，本指南更新 brigatinib 一线治疗予以Ⅲ级推荐。

ALK 抑制剂耐药后，可根据患者有无症状、转移部位及数目来综合选择后续治疗方案。研究发现，克唑替尼耐药后 30%~45% 的耐药机制依赖于 ALK 通路，包括 ALK 激酶域二次突变（包括

C1156Y、L1196M 等）和 *ALK* 拷贝数增加[9, 18]，而二代 ALK-TKI（阿来替尼和塞瑞替尼）更容易发生 Solvent-front 区域突变，占 50%~70%，针对不同 ALK-TKIs 耐药突变，治疗策略不同。例如 lorlatinib 可以克服 G1202R 耐药，塞瑞替尼、brigatinib、lorlatinib 均对 V1180L 和 L1196M 突变有效。但目前该方面的数据有限[9, 18]，仅有临床前数据和小样本病例报告，因此本次指南更新暂未推荐按照耐药机制选择后续治疗。

一线应用 ALK 抑制剂进展后，根据进展部位和是否寡进展划分为两种类型：寡进展 /CNS 进展型和广泛进展型。对于寡进展 /CNS 进展患者，可继续服用原 ALK-TKI，并针对局部病灶进行治疗。若一线应用克唑替尼治疗，可更换为阿来替尼或塞瑞替尼。

若一线使用一代 ALK 抑制剂克唑替尼出现广泛进展，推荐使用二代 ALK 抑制剂。阿来替尼治疗克唑替尼失败后的 *ALK* 阳性晚期 NSCLC 的全球Ⅱ期研究 NP28673 中，IRC 评估 ORR 50%，中位 PFS 8.9 个月，在可评估的有 CNS 病灶的患者，ORR 57%，中位 DoR 11.2 个月[19]。欧洲和亚洲人群的Ⅲ期随机对照研究 ALUR 显示，在克唑替尼及至少一次化疗治疗失败的患者中，与培美曲塞或多西他赛相比，阿来替尼显著降低疾病进展风险达 85%（HR=0.15，$P<0.001$），中位 PFS 分别为阿来替尼组 9.6 个月，化疗组 1.4 个月。塞瑞替尼 ASCEND-1 研究入组了部分经克唑替尼治疗失败的患者，其 ORR 和 PFS 分别为 56% 和 7.0 个月[8]。塞瑞替尼治疗克唑替尼耐药后的 *ALK* 阳性 NSCLC 的 ASCEND-2 研究的结果 ORR 38.6%，IRC 评估的中位 PFS 7.2 个月[20]。基于上述证据和 NMPA 批准的适应证，对于 *ALK* 阳性晚期 NSCLC 一线克唑替尼进展后的治疗，阿来替尼及塞瑞替尼可作为Ⅰ级推荐。一项恩莎替尼（ensartinib）治疗 *ALK* 阳性晚期 NSCLC 克唑替尼耐药单臂多中心Ⅱ期临床研究[10]结果显示

ORR 52%，颅内 ORR 70%，中位 PFS 达 9.6 个月，目前恩莎替尼已在国内申请上市。二代药物一线治疗或一代和二代药物治疗均失败的患者，则选用含铂双药化疗 ± 贝伐珠单抗。

其他 ALK 抑制剂如 brigatinib、lorlatinib 也可作为 ALK 阳性晚期 NSCLC 一线 TKI 耐药后的治疗选择。brigatinib 的Ⅱ期临床研究（NCT02094573）[11] 将克唑替尼耐药后患者分为 A、B 两组，A 组 brigatinib 90mg，1 次 /d，B 组连续 7 天 brigatinib 90mg 后增至 180mg，1 次 /d，研究者评估的 ORR 为 A 组达 45%，B 组达 54%；独立评审委员会评估的中位 PFS 为 A 组 9.2 个月，B 组 15.6 个月；基线伴脑转移的颅内 ORR 为 A 组 42%，B 组 67%。基于此研究，2017 年 FDA 批准 brigatinib 用于 *ALK* 阳性晚期 NSCLC 克唑替尼耐药后的治疗。lorlatinib 的Ⅱ期临床研究（NCT01970865）在 2017 年 WCLC 大会上公布的数据显示[12]，一线治疗 ORR 为 90%；二线或三线治疗使用过克唑替尼或克唑替尼加化疗的患者，ORR 达 69%；后线治疗使用过 2~3 种 ALK-TKI 加化疗的患者，ORR 依然高达 39%。2018 年 11 月 FDA 已批准 lorlatinib 用于治疗克唑替尼治疗进展后或至少一种 ALK 抑制剂治疗进展后；或阿来替尼 / 塞瑞替尼作为首个 ALK 抑制剂治疗进展后的 *ALK* 阳性转移性非小细胞肺癌患者。由于 brigatinib、lorlatinib 均未在国内上市，本指南仅更新其为Ⅲ级推荐。

ALK 阳性 NSCLC 在 TKI 及含铂双药均进展后的治疗，PS 评分为 0~2 分的患者，可以考虑单药化疗。ALTER0303 研究[14] 入组了 7 例 *ALK* 融合基因阳性的患者，安罗替尼治疗也显示出了一定的获益，在开始安罗替尼治疗前，应接受相应的标准靶向药物治疗后进展、且至少接受过 2 种系统化疗后出现进展或复发，本指南仍将其作为Ⅲ级推荐。另外，抗 PD-1/PD-L1 免疫单药治疗在 *ALK* 融合阳性患者中疗效有限，具体内容详见 EGFR 突变阳性Ⅳ期 NSCLC 患者的治疗的注释部分。

参考文献

[1] PETERS S, CAMIDGE DR, SHAW AT, et al. Alectinib versus crizotinib in untreated ALK-positive non-small-cell lung cancer. N Engl J Med, 2017, 377 (9) : 829-838.

[2] ZHOU C, LU Y, KIM SW, et al. Primary results of ALESIA: phase Ⅲ, randomised open-label study of alectinib (ALC) vs crizotinib (CRZ) in Asian patients (pts) with treatment-naive ALK plus advanced non-small-cell lung cancer (NSCLC) . Ann Oncol, 2018, 29: 174.

[3] WU YL, LU S, LU Y, et al. Results of PROFILE 1029, a phase Ⅲ comparison of first-line crizotinib versus chemotherapy in East Asian patients with ALK-positive advanced non-small cell lung cancer. J Thorac Oncol, 2018, 13 (10) : 1539-1548.

[4] SHAW AT, VARGHESE AM, SOLOMON BJ, et al. Pemetrexed-based chemotherapy in patients with advanced, ALK-positive non-small cell lung cancer. Ann Oncol, 2013, 24 (1) : 59-66.

[5] AHN M-J, KIM H, YANG JC-H, et al. Brigatinib (BRG) versus crizotinib (CRZ) in Asian versus non-Asian patients (pts) in the phase Ⅲ ALTA-1L trial. J Clin Oncol, 2019, 37 (15_suppl) : 9026-9026.

[6] WEICKHARDT AJ, SCHEIER B, BURKE JM, et al. Local ablative therapy of oligoprogressive disease prolongs disease control by tyrosine kinase inhibitors in oncogene-addicted non-small-cell lung cancer. J Thorac Oncol, 2012, 7 (12) : 1807-1814.

[7] SHAW AT, GANDHI L, GADGEEL S, et al. Alectinib in ALK-positive, crizotinib-resistant, non-small-cell lung cancer: a single-group, multicentre, phase 2 trial. Lancet Oncol, 2016, 17 (2) : 234-242.

[8] SHAW AT, KIM DW, MEHRA R, et al. Ceritinib in ALK-rearranged non-small-cell lung cancer. N Engl J Med, 2014, 370 (13) : 1189-1197.

[9] GAINOR JF, DARDAEI L, YODA S, et al. Molecular mechanisms of resistance to first-and second-generation ALK inhibitors in ALK-rearranged lung cancer. Cancer Discov, 2016, 6 (10) : 1118-1133.

[10] YANG YP, ZHOU JY, ZHOU JY, et al. Efficacy, safety, and biomarker analysis of ensartinib in crizotinib-resistant, ALK-positive non-small-cell lung cancer: a multicentre, phase 2 trial. Lancet Respiratory Medicine, 2020, 8 (1) : 45-53.

[11] KIM DW, TISEO M, AHN MJ, et al. Brigatinib in patients with crizotinib-refractory anaplastic lymphoma kinase-positive non-small-cell lung cancer: A randomized, multicenter phase Ⅱ trial. J Clin Oncol, 2017, 35 (22) : 2490-2498.

[12] SOLOMON BJ, BESSE B, BAUER TM, et al. Lorlatinib in patients with ALK-positive non-small-cell lung cancer: results from a global phase 2 study. Lancet Oncol, 2018, 19 (12) : 1654-1667.

[13] SPIGEL DR, HAINSWORTH JD, JOSEPH MJ, et al. Randomized phase 2 trial of pemetrexed, pemetrexed/bevacizumab, and pemetrexed/carboplatin/bevacizumab in patients with stage IIIB/IV non-small cell lung cancer and an Eastern Cooperative Oncology Group performance status of 2. Cancer, 2018, 124 (9) : 1982-1991.

[14] HAN B, LI K, WANG Q, et al. Effect of anlotinib as a third-line or further treatment on overall sur-

vival of patients with advanced non-small cell lung cancer: The ALTER 0303 phase 3 randomized clinical trial. JAMA Oncol, 2018, 4 (11) : 1569-1575.

[15] SOLOMON BJ, MOK T, KIM DW, et al. First-line crizotinib versus chemotherapy in ALK-positive lung cancer. N Engl J Med, 2014, 371 (23) : 2167-2177.

[16] SORIA JC, TAN DSW, CHIARI R, et al. First-line ceritinib versus platinum-based chemotherapy in advanced ALK-rearranged non-small-cell lung cancer (ASCEND-4) : a randomised, open-label, phase 3 study. Lancet, 2017, 389 (10072) : 917-929.

[17] CHO BC, KIM DW, BEARZ A, et al. ASCEND-8: A randomized phase 1 study of ceritinib, 450 mg or 600 mg, taken with a low-fat meal versus 750 mg in fasted state in patients with anaplastic lymphoma linase (ALK) -rearranged metastatic non-small cell lung cancer (NSCLC) . J Thorac Oncol, 2017, 12 (9) : 1357-1367.

[18] LIN JJ, RIELY GJ, SHAW AT. Targeting ALK: precision medicine takes on drug resistance. Cancer Discov, 2017, 7 (2) : 137-155.

[19] OU SH, AHN JS, DE PETRIS L, et al. Alectinib in crizotinib-refractory ALK-rearranged non-small-cell lung cancer: A phase Ⅱ global study. J Clin Oncol, 2016, 34 (7) : 661-668.

[20] MOK T, SPIGEL D, FELIP E, et al. ASCEND-2: A single-arm, open-label, multicenter phase Ⅱ study of ceritinib in adult patients (pts) with ALK-rearranged (ALK plus) non-small cell lung cancer (NSCLC) previously treated with chemotherapy and crizotinib (CRZ) . J Clin Oncol, 2015, 33 (15_suppl) : 8059-8059.

（3）*ROS1* 融合阳性非小细胞肺癌的治疗

分期	分层	Ⅰ级推荐	Ⅱ级推荐	Ⅲ级推荐
Ⅳ期 *ROS1* 融合 NSCLC 一线治疗[a, b, c]		克唑替尼 （1类证据）[1]	含铂双药化疗或含铂双药化疗 + 贝伐珠单抗（非鳞癌）[2] d	恩曲替尼 （3类证据）[3]
Ⅳ期 *ROS1* 融合 NSCLC 二线治疗	寡进展或 CNS 进展	克唑替尼或克唑替尼 + 局部治疗 （限 CNS/ 寡进展）[4, 5]	含铂双药化疗 + 局部治疗或含铂双药化疗 + 局部治疗 + 贝伐珠单抗 （非鳞癌）[2, 6]	
	广泛进展	含铂双药化疗或含铂双药化疗 + 贝伐珠单抗[2, 6]	参加 ROS1 抑制剂临床研究[7]	
Ⅳ期 *ROS1* 融合 NSCLC 三线治疗	PS=0~2	单药化疗	单药化疗 + 贝伐珠单抗（非鳞癌）[8] 参加 ROS1 抑制剂临床研究[7]	

a. 本章节主要涉及多发转移患者，寡转移参考本指南其他相应章节；

b. 患者确诊 *ROS1* 融合前接受了化疗，可在确诊 *ROS1* 融合后中断化疗或化疗完成后接受 ROS1 抑制剂治疗；

c. 确诊晚期 NSCLC 后未行 *ROS1* 融合相关检测，一线治疗后活检为 *ROS1* 融合，治疗参考本指南一线治疗；

d. 具体药物可参考本指南驱动基因阴性Ⅳ期 NSCLC 治疗部分。

【注释】

目前 *ROS1* 融合基因阳性Ⅳ期 NSCLC 一线治疗Ⅰ级推荐应用克唑替尼，主要基于 OO1201[1]，克唑替尼治疗 *ROS1* 融合基因阳性晚期 NSCLC 的 PFS 15.9 个月，ORR71.7%，安全性数据与既往 ALK 融合患者的数据相一致，NMPA 已于 2017 年 9 月批准克唑替尼用于 *ROS1* 融合基因阳性晚期非小细胞肺癌患者的治疗。

其中，恩曲替尼在 *ROS1* 阳性患者的治疗中取得了突破性进展。STARTRK-2、STARTRK-1 和 ALKA-372-001 三项临床研究的汇总结果[3]显示，在 53 例局部晚期或转移性 *ROS1* 阳性 NSCLC 患者中，BICR 评估的恩曲替尼治疗后 ORR 77.0%，中位 PFS 19.0 个月，中位 DoR 24.6 个月；颅内客观反应率 55.0%。2019 年 FDA 已批准恩曲替尼用于 *ROS1* 融合基因阳性晚期非小细胞肺癌的治疗，但国内尚未上市。因此本指南仅更新为Ⅲ级推荐。

治疗 *ROS1* 阳性肺癌的小分子酪氨酸激酶抑制剂还包括塞瑞替尼、lorlatinib、repotrectinib 等[7]。部分药物如 lorlatinib、repotrectinib 在Ⅰ期或Ⅱ期临床研究中显示出了令人鼓舞的疗效，但在国内外均未获批。

关于免疫治疗，虽然 *ROS1* 与 *ALK* 同源性较高，但 PD-1/PD-L1 治疗的疗效与 *ALK* 阳性患者存在差异，ImmunoTarget 研究入组了 7 名 *ROS1* 阳性 NSCLC 患者，缓解率 17%[9]，目前关于 ROS1 免疫治疗的数据较少，需要更多的研究验证，本指南尚未推荐相关药物。

目前关于 *ROS1* 阳性患者克唑替尼进展后治疗方案的选择并无太多数据，但鉴于 *ROS1* 与 *ALK*

的同源性及克唑替尼同样适用于 *ALK* 阳性患者，本指南推荐采用与 *ALK* 阳性患者靶向治疗进展后类似的处理模式。对于克唑替尼及化疗进展后的患者，推荐参加其他 ROS1 抑制剂的临床试验。

参考文献

［1］WU YL, YANG JC, KIM DW, et al. Phase Ⅱ study of crizotinib in East Asian patients with ROS1-positive advanced non-small-cell lung cancer. J Clin Oncol, 2018, 36 (14) : 1405-1411.

［2］CHEN YF, HSIEH MS, WU SG, et al. Efficacy of pemetrexed-based chemotherapy in patients with ROS1 fusion-positive lung adenocarcinoma compared with in patients harboring other driver mutations in East Asian populations. J Thorac Oncol, 2016, 11 (7) : 1140-1152.

［3］DRILON A, SIENA S, DZIADZIUSZKO R, et al. Entrectinib in ROS1 fusion-positive non-small-cell lung cancer: integrated analysis of three phase 1-2 trials. Lancet Oncol, 2020, 21 (2) : 261-270.

［4］WEICKHARDT AJ, SCHEIER B, BURKE JM, et al. Local ablative therapy of oligoprogressive disease prolongs disease control by tyrosine kinase inhibitors in oncogene-addicted non-small-cell lung cancer. J Thorac Oncol, 2012, 7 (12) : 1807-1814.

［5］OU, SH, JÄNNE PA, BARTLETT CH, et al. Clinical benefit of continuing ALK inhibition with crizotinib beyond initial disease progression in patients with advanced ALK-positive NSCLC. Ann

Oncol, 2014, 25 (2) : 415-422.
[6] HATTORI Y, SATOUCHI M, SHIMADA T, et al. A phase 2 study of bevacizumab in combination with carboplatin and paclitaxel in patients with non-squamous non-small-cell lung cancer harboring mutations of epidermal growth factor receptor (EGFR) after failing first-line EGFR-tyrosine kinase inhibitors (HANSHIN Oncology Group 0109) . Lung Cancer, 2015, 87 (2) : 136-140.
[7] LIM SM, KIM HR, LEE JS, et al. Open-label, multicenter, phase Ⅱ study of ceritinib in patients with non-small-cell lung cancer harboring ROS1 rearrangement. J Clin Oncol, 2017, 35 (23) : 2613-2618.
[8] SPIGEL DR, HAINSWORTH JD, JOSEPH MJ, et al. Randomized phase 2 trial of pemetrexed, pemetrexed/bevacizumab, and pemetrexed/carboplatin/bevacizumab in patients with stage ⅢB/ Ⅳ non-small cell lung cancer and an Eastern Cooperative Oncology Group performance status of 2. Cancer, 2018, 124 (9) : 1982-1991.
[9] MAZIÈRES J, DRILON A, MHANNA I, et al. Immune checkpoint inhibitors for patients with advanced lung cancer and oncogenic driver alterations: results from the IMMUNOTARGET registry. Ann Oncol, 2019, 30 (8) : 1321-1328.

(4)*BRAF V600E* 突变 /*NTRK* 融合非小细胞肺癌的治疗

分期	分层	Ⅰ级推荐	Ⅱ级推荐	Ⅲ级推荐
Ⅳ期 *BRAF V600E* 突变 NSCLC 的一线治疗		参考Ⅳ期无驱动基因非小细胞肺癌的一线治疗		达拉非尼 + 曲美替尼 / 达拉非尼(3 类证据)[1] 或见Ⅳ期无驱动基因、非鳞癌非小细胞肺癌的一线治疗Ⅲ级推荐
Ⅳ期 *NTRK* 融合 NSCLC 的一线治疗		参考Ⅳ期无驱动基因非小细胞肺癌的一线治疗		恩曲替尼(entrectinib)或拉罗替尼(larotrectinib)(3 类证据)[2, 3] 或见Ⅳ期无驱动基因、非鳞癌非小细胞肺癌的一线治疗Ⅲ级推荐
Ⅳ期 *BRAF V600E* 突变 /*NTRK* 融合 NSCLC 的后线治疗		参考Ⅳ期驱动基因阳性非小细胞肺癌的后线治疗(一线使用靶向药物); 参考Ⅳ期无驱动基因非小细胞肺癌的后线治疗或靶向治疗(一线未使用靶向治疗)		

【注释】

目前，由于国内尚无相关靶向药物获批用于非小细胞肺癌的治疗，*BRAF V600E* 突变 /*NTRK* 融合Ⅳ期 NSCLC 的一线治疗主要参考Ⅳ期无驱动基因、非鳞非小细胞肺癌的一线治疗。

针对 *BRAF V600E* 突变 /*NTRK* 融合的小分子靶向药的疗效展现出良好前景。一项达拉非尼联合曲美替尼一线治疗 *BRAF V600E* 突变晚期 NSCLC 的Ⅱ期临床研究[1]（NCT01336634）结果显示 ORR 64%，中位 PFS 10.9 个月，中位 DoR 10.4 个月。FDA 已批准达拉非尼联合曲美替尼用于 *BRAF V600E* 突变转移性 NSCLC 的一线治疗。若联合治疗不耐受，可单用达拉非尼。鉴于国内尚未获批其一线适应证，因此本指南仅更新其为Ⅲ级推荐。

STARTRK-2、STARTRK-1 和 ALKA-372-001 三项临床研究的汇总结果[2]显示，BICR 评估的恩曲替尼治疗后 *NTRK* 融合实体瘤患者的 ORR 57.0%，中位 PFS 11.2 个月，DoR 10.4 个月，颅内客观反应率 50.0%。2019 年 FDA 已批准恩曲替尼用于 *NTRK* 融合基因阳性实体瘤的治疗。一项发表在新英格兰杂志上总共纳入 55 名 *NTRK* 融合实体瘤患者的研究[3]显示拉罗替尼治疗 ORR 75%，在 1 年时研究者评估，71% 的患者应答持续，55% 的患者保持无进展。因此 FDA 批准拉罗替尼用于无已知获得性耐药突变的 *NTRK* 融合肿瘤患者。由于恩曲替尼和拉罗替尼在国内均未上市，因此本指南仅更新其为Ⅲ级推荐。

此外，针对其他少见靶点如 *RET* 融合（BLU-667[4]、LOXO-292[5]），*MET* 14 外显子跳跃突变（克唑替尼[6]），*HER-2* 突变（TAK-788[7]、吡咯替尼[8]），*KRAS G12C* 突变（AMG 510[9]）等，数个靶向治疗药物也显示出了良好的抗肿瘤活性。

（5）靶向治疗药物新增适应证（截至 2020 年 3 月）

名称	FDA	EMA	NMPA
奥希替尼（osimertinib）	用于存在 *EGFR* 敏感突变（19del 及 L858R）的转移性 NSCLC 一线治疗； 存在 T790M 突变的经 EGFR-TKI 治疗失败的晚期 NSCLC	存在 *EGFR* T790M 突变的局部晚期或转移性 NSCLC	用于存在 *EGFR* 敏感突变（19del 及 L858R）的转移性 NSCLC 一线治疗； 存在 T790M 突变的经 EGFR-TKI 治疗失败的晚期 NSCLC 二线治疗
达可替尼（dacomitinib）	用于存在 *EGFR* 敏感突变（19del 及 L858R）的转移性 NSCLC 一线治疗		用于存在 *EGFR* 敏感突变（19del 及 L858R）的转移性 NSCLC 一线治疗
阿法替尼（afatinib）	扩大原有适应证至无 *EGFR* 耐药突变的转移性 NSCLC 一线治疗； 含铂化疗失败后的肺鳞癌患者； 存在 19del 或 L858R *EGFR* 突变的转移性 NSCLC	存在 *EGFR* 敏感突变的，既往未经 EGFR-TKI 治疗过的局部晚期或转移性 NSCLC； 含铂化疗失败后的局部晚期或转移性肺鳞癌	既往未经 EGFR-TKI 治疗过的，存在 *EGFR* 突变的局部晚期或转移性 NSCLC； 含铂化疗治疗失败后的局部晚期或转移性肺鳞状细胞癌

靶向治疗药物新增适应证（截至 2020 年 3 月）（续表）

名称	FDA	EMA	NMPA
阿美替尼（almonertinib）			存在 T790M 突变的经一代或者二代 EGFR-TKI 治疗失败的晚期 NSCLC 二线治疗
阿来替尼（alectinib）	*ALK* 阳性的晚期 NSCLC 一线治疗； *ALK* 阳性的，克唑替尼治疗失败后的晚期 NSCLC 二线治疗	*ALK* 阳性的晚期 NSCLC 一线治疗； *ALK* 阳性的，克唑替尼治疗失败后的晚期 NSCLC 二线治疗	*ALK* 基因融合阳性的局部晚期或转移性 NSCLC
brigatinib	用于既往克唑替尼治疗失败或不能耐受的 *ALK* 阳性晚期 NSCLC 二线治疗	用于既往克唑替尼治疗失败的 *ALK* 阳性晚期 NSCLC 二线治疗	
塞瑞替尼（ceritinib）	*ALK* 阳性的晚期 NSCLC 一线治疗； *ALK* 阳性的，克唑替尼治疗失败后的晚期 NSCLC 二线治疗	*ALK* 阳性的晚期 NSCLC 一线治疗； *ALK* 阳性的，克唑替尼治疗失败后的晚期 NSCLC 二线治疗	*ALK* 阳性的，克唑替尼治疗失败后的晚期 NSCLC 二线治疗

靶向治疗药物新增适应证（截至 2020 年 3 月）（续表）

名称	FDA	EMA	NMPA
克唑替尼（crizotinib）	*ROS1* 阳性的晚期 NSCLC 一线治疗		*ROS1* 阳性的晚期 NSCLC 一线治疗
恩曲替尼（entrectinib）	*ROS1/NTRK* 融合阳性的晚期 NSCLC 一线治疗		
达拉非尼 + 曲美替尼（dabrafenib+trametinib）	*BRAF V600E* 突变转移性 NSCLC 的一线治疗		
lorlatinib	用于治疗克唑替尼治疗进展后或至少一种 ALK 抑制剂治疗进展后；或阿来替尼 / 塞瑞替尼作为首个 ALK 抑制剂治疗进展后的 ALK 阳性转移性 NSCLC 二线治疗		
拉罗替尼	*NTRK* 融合阳性的成人和儿童晚期实体瘤	*NTRK* 融合阳性的成人和儿童晚期实体瘤	

参考文献

[1] PLANCHARD D, SMIT EF, GROEN HJM, et al. Dabrafenib plus trametinib in patients with previously untreated BRAF (V600E) -mutant metastatic non-small-cell lung cancer: an open-label, phase 2 trial. Lancet Oncol, 2017, 18 (10) : 1307-1316.

[2] DOEBELE RC, DRILON A, PAZ-ARES L, et al. Entrectinib in patients with advanced or metastatic NTRK fusion-positive solid tumours: integrated analysis of three phase 1-2 trials. Lancet Oncol, 2020, 21 (2) : 271-282.

[3] DRILON A, L AETSCH TW, KUMMAR S, et al. Efficacy of larotrectinib in TRK fusion-positive cancers in adults and children. N Engl J Med, 2018, 378 (8) : 731-739.

[4] SUBBIAH V, GAINOR JF, RAHAL R, et al. Precision targeted therapy with BLU-667 for RET-driven cancers. Cancer Discov, 2018, 8 (7) : 836-849.

[5] DRILLON A, OXNARD G, WIRTH L, et al. Registrational results of LIBRETTO-001: A phase 1/2 trial of LOXO-292 in patients with RET fusion-positive lung cancers. J Thorac Oncol, 2019, 14: S6-S7.

[6] DRILLON A, CLARK JW, WEISS J, et al. Antitumor activity of crizotinib in lung cancers harboring a MET exon 14 alteration. Nat Med, 2020, 26 (1) : 47-51.

[7] JANNE PA, NEAL JW, CAMIDGE DR, et al. Antitumor activity of TAK-788 in NSCLC with EGFR exon 20 insertions. J Clin Oncol, 2019, 37: (suppl; abstr 9007) .

[8] WANG Y, JIANG T, QIN Z, et al. HER2 exon 20 insertions in non-small-cell lung cancer are sensitive to the irreversible pan-HER receptor tyrosine kinase inhibitor pyrotinib. Ann Oncol, 2019, 30: 447-455.

[9] MARWAN FB, O'NEIL B, TIMOTHY JP, et al. Phase 1 study evaluating the safety, tolerability, pharmacokinetics (PK) , and efficacy of AMG 510, a novel small molecule KRASG12C inhibitor, in advanced solid tumors. J Clin Oncol, 2019, 37: (suppl; abstr 3003) .

5.6 Ⅳ期无驱动基因、非鳞癌非小细胞肺癌的治疗

分期	分层	Ⅰ级推荐	Ⅱ级推荐	Ⅲ级推荐
Ⅳ期无驱动基因、非鳞癌 NSCLC 一线治疗 [a]	PS=0~1	1. 培美曲塞联合铂类 + 培美曲塞单药维持治疗（1A 类证据）[1] 2. 贝伐珠单抗 [b] 联合含铂双药化疗 [2, 3] + 贝伐珠单抗维持治疗（1A 类及 2A 类证据） 3. 含顺铂或卡铂双药方案：顺铂 / 卡铂联合吉西他滨（1A 类证据）[4] 或多西他赛（1A 类证据）[4] 或紫杉醇 / 紫杉醇脂质体（1A 类证据 /2A 类证据）[4,5] 或长春瑞滨（1A 类证据）[4] 或培美曲塞（1A 类证据）[1] 4. 不适合铂类的选择非铂双药方案： 吉西他滨 + 多西他赛（1 类证据）[6] 吉西他滨 + 长春瑞滨（1 类证据）[6] 5. 帕博利珠单抗单药（限 PD-L1 TPS ≥ 50%（1A 类证据），PD-L1 TPS 1~49%（2A 类证据））[7, 8]； 6. 帕博利珠单抗联合培美曲塞和铂类（1A 类证据）[9]	卡瑞利珠单抗联合培美曲塞和铂类（1A 类证据）[10] 紫杉醇 + 卡铂 + 贝伐珠单抗 + 阿替利珠单抗（1A 类证据）[11] 白蛋白紫杉醇 + 卡铂 + 阿替利珠单抗（1A 类证据）[12] 重组人血管内皮抑制素联合长春瑞滨 / 顺铂 + 重组人血管内皮抑制素维持治疗（2B 类证据）[13]	

Ⅳ期无驱动基因、非鳞癌非小细胞肺癌的治疗（续表）

分期	分层	Ⅰ级推荐	Ⅱ级推荐	Ⅲ级推荐
	PS=2	单药化疗 吉西他滨 紫杉醇 长春瑞滨 多西他赛 培美曲塞	培美曲塞 + 卡铂； 每周方案紫杉醇 + 卡铂	
二线治疗 [c]	PS=0~2	纳武利尤单抗（1A 类证据）[14] 或多西他赛（1A 类证据）[15] 或培美曲塞 [15] （如一线未接受同一药物）	帕博利珠单抗 （限 PD-L1 TPS ≥ 1%） （1A 类证据）[16] 阿替利珠单抗（1A类证据）[17]	
	PS=3~4	最佳支持治疗		
三线治疗	PS=0~2	纳武利尤单抗（1 类证据）[14] 或多西他赛（1 类证据）[15] 或培美曲塞 [15] （如既往未接受同一药物）； 安罗替尼（限 2 个化疗方案失败后） （1 类证据）[18]	鼓励患者参加临床研究	

a. 抗肿瘤治疗同时应给予最佳支持治疗；

b. 包括原研贝伐珠单抗和经 NMPA 批准的贝伐珠单抗生物类似物；

c. 如果疾病得到控制且毒性可耐受，化疗直至疾病进展。

【注释】

无驱动基因，PS=0~1 分的非鳞非小细胞肺癌患者一线经典方案为含铂双药化疗[4, 5]，具体药物用法、用量及周期数，见表 1。JMDB 研究显示在晚期非鳞非小细胞肺癌中，培美曲塞联合顺铂较吉西他滨联合顺铂可显著延长总体生存期，腺癌亚组中位生存期分别为 12.6 个月 vs. 10.9 个月（HR=0.84，*P*=0.03），且耐受性更佳。Ⅱ期临床研究提示紫杉醇脂质体联合铂类一线治疗晚期 NSCLC 与紫杉醇联合铂类治疗疗效相当，但具有更优的安全性和耐受性，末梢神经炎发生率降低[5]，NMPA 已批准紫杉醇脂质体联合铂类一线治疗晚期 NSCLC。对于不能耐受铂类化疗患者，非铂双药联合方案与长春瑞滨 + 顺铂化疗方案相比，治疗疗效接近，但在不良反应方面显著改善[6]，可作为可行的替代方案。

PARAMOUNT 研究证实，培美曲塞联合顺铂 4 个周期后，无进展患者继续接受培美曲塞维持治疗直到疾病进展或不可耐受，与安慰剂相比能显著延长 PS 评分为 0~1 患者的 PFS（中位 4.1 个月 vs. 2.8 个月）及 OS（中位 13.9 个月 vs. 11.0 个月）[1]。面向中国人群开展的 BEYOND 研究显示，贝伐珠单抗联合组较单纯化疗组显著延长中位 PFS，疾病进展风险下降，中位 OS 显著延长至 24.3 个月，显著提高了客观缓解率（ORR）和疾病控制率（DCR），不良反应可以接受[2]。基于国内真实世界研究的结果，2018 年 NMPA 已经批准含铂双药化疗联合贝伐珠单抗一线治疗方案。一项随机、双盲、多中心、头对头Ⅲ期临床研究 QL1101-002 研究结果[3]显示，贝伐珠单抗生物类似物（商品名: 安可达）与原研药贝伐珠单抗相比，18 周 ORR 达到主要研究终点（52.3% vs. 56%，HR=0.933），且安全性相似。基于此，2019 年 NMPA 已批准安可达联合含铂双药化疗一线适应证。此外，多个贝伐单抗生物类似物已经向 NMPA 递交申请上市。因此，本次指南更新贝伐单抗注释为包括原研贝伐珠单抗和经 NMPA 批准的贝伐珠单抗生物类似物，并予 I 级推荐。

长春瑞滨联合顺铂方案一线化疗的基础上联合重组人血管内皮抑素治疗晚期 NSCLC 患者，能显著提高 ORR 并延长疾病进展时间，不良反应无显著差异[13]。与 NP 化疗方案联合给药时，重组人血管内皮抑素在治疗周期的第 1~14 日给药，休息 1 周，再继续下一周期治疗。

除了化疗和抗血管新生治疗外，PD-1/PD-L1 抑制剂免疫治疗也成为Ⅳ期无驱动基因突变非鳞非小细胞肺癌一线标准治疗方案。KEYNOTE-024 研究纳入了 305 例 PD-L1 TPS 均 ≥ 50%（Dako 22C3 抗体）且 *EGFR/ALK* 野生型晚期 NSCLC（包括腺癌和鳞癌）患者，帕博利珠单抗较化疗显著延长 PFS（中位 10.3 个月 vs. 6.0 个月，HR=0.50）和 OS（中位 30.0 个月 vs. 14.2 个月，HR=0.63），显著提高客观有效率（44.8% vs. 27.8%），且不良反应发生率低于化疗组。KEYNOTE-042[7] 研究进一步将入组标准扩大至 PD-L1 TPS ≥ 1%，结果提示与化疗相比，帕博利珠单抗显著降低死亡风险 19%，但亚组分析提示主要获益人群为 PD-L1 TPS ≥ 50% 的患者。2019 年 WCLC 会议上公布 KEYNOTE-042 研究 262 例中国患者亚组结果[8] 显示，在 PD-L1 TPS ≥ 50% 人群中，帕博利珠单抗较化疗组显著延长 OS（中位 20.0 个月 vs. 14.0 个月，HR=0.62），TPS 为 1%~49% 的患者 OS（中位 19.9 个月 vs. 10.7 个月，HR=0.69）也显著延长。NMPA 已于 2019 年批准其一线适应证，适用于 PD-L1 TPS ≥ 1%（Dako 22C3 抗体）患者。因此本指南修改上调帕博利珠单抗一线治疗至 I 级推荐，其中 PD-L1 TPS ≥ 50% 为 1A 类证据，PD-L1 TPS ≥ 1% 为 2A 类证据。

免疫联合治疗方面，KEYNOTE 189[9]研究发现帕博利珠单抗联合培美曲塞和铂类较单纯化疗治疗晚期 *EGFR/ALK* 野生型非鳞 NSCLC 患者，联合治疗组 ORR（47.6% vs. 18.9%，P<0.000 1）、PFS（中位 8.8 个月 vs. 4.9 个月，HR=0.52，P<0.000 01）和 OS 均有显著获益，且在各个 PD-L1 表达亚组均能获益。基于此，2019 年 NMPA 批准帕博利珠单抗联合培美曲塞和铂类作为驱动基因阴性晚期非鳞 NSCLC 一线治疗，因此本指南更新Ⅱ级推荐升至Ⅰ级推荐。

除此之外，我国自主研发的 PD-1 单抗卡瑞利珠单抗联合化疗（培美曲塞 + 卡铂）对比化疗一线治疗晚期 / 转移性非小细胞肺癌的 CAMEL（SHR-1210-303）Ⅲ期临床研究[10]显示，卡瑞利珠单抗 + 化疗组相比化疗组显著延长 PFS（中位 11.3 个月 vs. 8.3 个月，HR=0.61，P=0.000 2），显著提高 ORR（60.0% vs. 39.1%，P<0.000 1）、3/4 级 TRAEs 发生率相似（66.3% vs. 45.9%）。卡瑞利珠单抗在中国已经上市，但目前无肺癌适应证，因此，本指南更新卡瑞利珠单抗联合培美曲塞和铂类为驱动基因阴性晚期 NSCLC 一线治疗新选择，予Ⅱ级推荐。

IMpower150[11]总计纳入 1 202 例患者（含 *EGFR* 或 *ALK* 突变患者），随机分至阿替利珠单抗 + 卡铂 + 紫杉醇组（402 例，arm A），阿替利珠单抗 + 贝伐珠单抗 + 卡铂 + 紫杉醇（400 例，arm B）及贝伐珠单抗 + 卡铂 + 紫杉醇（400 例，arm C）。与 arm C 相比，arm B 中阿替利珠单抗的加入显著延长 PFS 1.5 个月（中位 8.3 个月 vs. 6.8 个月，HR=0.62，P<0.001）；延长 OS 4.5 个月（中位 19.2 个月 vs. 14.7 个月，HR=0.78，P=0.02）；ORR 提升至 63.5%（63.5% vs. 48.0%），亚组分析显示，*EGFR/ALK* 突变及肝转移人群中更具优势。FDA 和 EMA 批准阿替利珠单抗联合贝伐珠单抗及紫杉醇 + 卡铂一线治疗的适应证。此外，IMpower130 研究[12]显示，阿替利珠单抗联合化疗一线治疗无

EGFR 及 *ALK* 突变的晚期 NSCLC 患者，相比于单纯化疗可显著延长患者的 PFS（中位 7.0 个月 vs. 5.5 个月，HR=0.64，*P*<0.000 1）和 OS（中位 18.6 个月 vs. 13.9 个月，HR=0.79，*P*=0.033），FDA 也批准白蛋白紫杉醇 + 卡铂联合阿替利珠单抗用于无 *EGFR* 及 ALK 突变的转移性 NSCLC 一线治疗。但阿替利珠单抗在中国尚无一线治疗非小细胞肺癌适应证，因此本指南更新将"阿替利珠单抗联合贝伐珠单抗及紫杉醇 + 卡铂"和"白蛋白紫杉醇 + 卡铂联合阿替利珠单抗"作为Ⅱ级推荐。

双免疫联合治疗（PD-1 抑制剂联合 CTLA-4 抑制剂）一线治疗也报道了阳性结果。CheckMate-227 研究结果显示，与化疗相比，nivolumab 联合 ipilimumab 治疗在 PD-L1TPS ≥ 1% 的患者中 OS 获益显著（中位 17.1 个月 vs. 14.9 个月，HR=0.79，*P*=0.007），CR 率显著提高至 5.8%，中位 DoR 长达 23.2 个月。在 PD-L1 TPS <1% 的患者中 OS 也获益显著（中位 17.2 个月 vs. 12.2 个月，HR=0.62）。此外，CheckMate-9LA 探索 nivolumab+ipilimumab+ 2 个周期的化疗治疗未曾接受系统治疗的晚期 NSCLC 的疗效和安全性的Ⅲ期临床研究，BMS 发布新闻宣称该研究达到了主要研究终点，期待未来具体研究数据的公布。另一国产 PD-1 抑制剂信迪利单抗联合化疗在一线治疗非鳞状 NSCLC 的Ⅲ期临床研究（ORIENT-11，NCT03607539）的期中分析也达到预设的主要研究终点，PFS 显著延长，期待未来具体研究数据的公布。

对 PS 评分 2 分的患者，多项临床研究证实，单药化疗较最佳支持治疗（BSC）能延长生存期并提高生活质量。可选的单药化疗方案包括吉西他滨、长春瑞滨、紫杉醇、多西他赛或培美曲塞。PS 评分≥ 3 分的患者不建议化疗，建议最佳支持治疗。

PD-1/PD-L1 抑制剂免疫治疗已成为 NSCLC（包括鳞癌和非鳞癌）二线治疗新标准。中国人群开展的纳武利尤单抗二线治疗 CheckMate-078 研究[14]显示，纳武利尤单抗较多西他赛显著延长 OS(中位 12.0 个月 vs. 9.6 个月，P=0.000 6)，提高 ORR(16.6% vs. 4.2%，P<0.000 1)，在不良反应方面更优，NMPA 已于 2018 年批准纳武利尤单抗二线适应证。此外，KEYNOTE-010 研究[16]显示，在 PD-L1 表达阳性（PD-L1 TPS ≥ 1%，Dako 22C3 抗体）晚期 NSCLC 中，帕博利珠单抗较多西他赛具有更好的 OS 生存获益；OAK 研究亚组分析[17]显示，阿替利珠单抗二线治疗晚期 NSCLC 患者较多西他赛可以显著地延长 OS。基于该两项研究结果，FDA 批准了帕博利珠单抗用于 PD-L1 表达阳性（PD-L1 TPS ≥ 1%，Dako 22C3 抗体）的晚期 NSCLC 的二线治疗；也批准阿替利珠单抗用于转移性 NSCLC 含铂方案化疗后 / 敏感突变患者 EGFR/ALK-TKI 治疗后的二线治疗。但这两个药物国内尚未批准肺癌二线治疗适应证，因此，本版指南将其均作为Ⅱ级推荐二线治疗晚期非鳞癌患者。此外，卡瑞利珠单抗二线治疗晚期 / 转移性 NSCLC 的Ⅱ期研究结果[19]显示，整体的 ORR 达 18.5%，中位 PFS 为 3.2 个月，中位 OS 为 19.4 个月，治疗疗效与 PD-L1 表达具有一定的相关性。卡瑞利珠单抗联合阿帕替尼在Ⅱ期研究中显示出肿瘤活性，ORR 为 30.8%，中位 PFS 达 5.9 个月，目前进入Ⅲ期临床研究验证阶段[20]。

PS 评分为 0~2 分患者给予二线化疗。在二线治疗中，两药方案化疗较单药化疗未显示出生存获益。单药化疗可以改善疾病相关症状及 OS。二线治疗可选方案包括多西他赛及培美曲塞[15]，具体药物用法用量见表 2。

盐酸安罗替尼三线治疗的Ⅲ期临床研究（ALTER0303）[18]纳入 437 例至少经两线治疗的ⅢB/Ⅳ期 NSCLC 患者，分别给予安罗替尼（n=296）或安慰剂（n=143），结果显示，安罗替尼能够显著延长 PFS（中位 5.4 个月 vs. 1.4 个月，*P*<0.000 1）和 OS（中位 9.6 个月 vs. 6.3 个月，*P*=0.001 8）。NMPA 已于 2018 年 5 月批准安罗替尼的三线适应证，用于既往至少接受过 2 种系统化疗后出现进展或复发的局部晚期或转移性非小细胞肺癌患者的治疗。对于 PS=0~2 的患者，积极的三线治疗或可带来获益，但需综合评估潜在的治疗风险与获益。推荐三线治疗可给予其二线未用的治疗方案，如纳武利尤单抗单药治疗，或多西他赛或培美曲塞单药治疗。

参考文献

［1］PAZ-ARES LG, DE MARINIS F, DEDIU M, et al. PARAMOUNT: Final overall survival results of the phase Ⅲ study of maintenance pemetrexed versus placebo immediately after induction treatment with pemetrexed plus cisplatin for advanced nonsquamous non-small-cell lung cancer. J Clin Oncol, 2013, 31 (23) : 2895-2902.

［2］ZHOU C, WU YL, CHEN G, et al. BEYOND: A randomized, double-blind, placebo-controlled, multicenter, phase Ⅲ study of first-line carboplatin/paclitaxel plus bevacizumab or placebo in Chinese patients with advanced or recurrent nonsquamous non-small-cell lung cancer. J Clin Oncol, 2015, 33 (19) : 2197-2204.

［3］Han B, Li K, Chu T, et al. A multi-center, randomized, double-blind, parallel, two-group phase Ⅲ trial on the efficacy and safety of QL1101 or bevacizumab in combination with paclitaxel and car-

boplatin in first-line treatment of non-squamous non-small cell lung cancer. Ann Oncol, 2018, 30 (2_suppl) : ii62.
[4] SCHILLER JH, HARRINGTON D, BELANI CP, et al. Comparison of four chemotherapy regimens for advanced non-small-cell lung cancer. N Engl J Med, 2002, 346 (2) : 92-98.
[5] 杨新杰，张卉，农靖颖，等．紫杉醇脂质体联合顺铂方案一线治疗晚期非小细胞肺癌的临床随机对照研究．中国肺癌杂志，2012, 15 (4) : 208-212.
[6] PUJOL JL, BRETON JL, GERVAIS R, et al. Gemcitabine-docetaxel versus cisplatin-vinorelbine in advanced or metastatic non-small-cell lung cancer: a phase III study addressing the case for cisplatin. Ann Oncol, 2005, 16 (4) : 602-610.
[7] MOK TSK, WU YL, KUDABA I, et al. Pembrolizumab versus chemotherapy for previously untreated, PD-L1-expressing, locally advanced or metastatic non-small-cell lung cancer (KEYNOTE-042) : a randomised, open-label, controlled, phase 3 trial. Lancet, 2019, 393 (10183) : 1819-1830.
[8] WU Y, ZHANG L, FAN Y, et al. KEYNOTE-042 China study: first-line pembrolizumab vs. chemotherapy in Chinese patients with advanced NSCLC with PD-L1 TPS >= 1%. J Thorac Oncol, 2019, 14 (10) : S290-S291.
[9] GANDHI L, RODRIGUEZ-ABREU D, GADGEEL S, et al. Pembrolizumab plus chemotherapy in metastatic non-small-cell lung cancer. N Engl J Med, 2018, 378 (22) : 2078-2092.

[10] ZHOU CC, CHEN GY, HUANG YC, et al. A randomized phase 3 study of camrelizumab plus chemotherapy as 1st line therapy for advanced/metastatic non-squamous non-small cell lung cancer. J Thorac Oncol, 2019, 14 (10) : S215-S216.

[11] SOCINSKI MA, JOTTE RM, CAPPUZZO F, et al. Atezolizumab for first-line treatment of metastatic nonsquamous NSCLC. N Engl J Med, 2018, 378 (24) : 2288-2301.

[12] WEST H, MCCLEOD M, HUSSEIN M, et al. Atezolizumab in combination with carboplatin plus nab-paclitaxel chemotherapy compared with chemotherapy alone as first-line treatment for metastatic non-squamous non-small-cell lung cancer (IMpower130) : a multicentre, randomised, open-label, phase 3 trial. Lancet Oncol, 2019, 20 (7) : 924-937.

[13] 王金万，孙燕，刘永煜，等. 重组人血管内皮抑素联合 NP 方案治疗晚期 NSCLC 随机、双盲、对照、多中心Ⅲ期临床研究. 中国肺癌杂志，2005, 8 (4) : 283-290.

[14] Wu YL, Lu S, Cheng Y, et al. Nivolumab versus docetaxel in a predominantly Chinese patient population with previously treated advanced NSCLC: CheckMate 078 Randomized Phase Ⅲ Clinical Trial. J Thorac Oncol, 2019, 14 (5) : 867-875.

[15] HANNA N, SHEPHERD FA, FOSSELLA FV, et al. Randomized phase Ⅲ trial of pemetrexed versus docetaxel in patients with non-small-cell lung cancer previously treated with chemotherapy. J Clin Oncol, 2004, 22 (9) : 1589-1597.

[16] HERBST RS, BAAS P, KIM DW, et al. Pembrolizumab versus docetaxel for previously treated, PD-

L1-positive, advanced non-small-cell lung cancer (KEYNOTE-010) : a randomised controlled trial. Lancet, 2016, 387 (10027) : 1540-1550.

[17] RITTMEYER A, BARLESI F, WATERKAMP D, et al. Atezolizumab versus docetaxel in patients with previously treated non-small-cell lung cancer (OAK) : a phase 3, open-label, multicentre randomised controlled trial. Lancet, 2017, 389 (10066) : 255-265.

[18] HAN B, LI K, WANG Q, et al. Effect of anlotinib as a third-line or further treatment on overall survival of patients with advanced non-small cell lung cancer: The ALTER 0303 Phase 3 Randomized Clinical Trial. JAMA oncol, 2018, 4 (11) : 1569-1575.

[19] WU YL, HUANG C, FAN Y, et al. A phase Ⅱ umbrella study of camrelizumab in different PD-L1 expression cohorts in pre-treated advanced/metastatic non-small cell lung cancer. 2019 WCLC, oral presentation. Abstract JCSE01. 09.

[20] ZHOU C, GAO G, WANG YN, et al. Efficacy of PD-1 monoclonal antibody SHR-1210 plus apatinib in patients with advanced nonsquamous NSCLC with wild-type EGFR and ALK. J Clin Oncol, 2019, 37 (15_suppl) : 9112.

5.7 Ⅳ期无驱动基因、鳞癌的治疗

分期	分层	Ⅰ级推荐	Ⅱ级推荐	Ⅲ级推荐
Ⅳ期无驱动基因、鳞癌一线治疗[a]	PS=0~1	1. 含顺铂或卡铂双药: 顺铂或卡铂联合 吉西他滨（1A 类证据）[1, 2] 或多西他赛（1A 类证据）[1, 3] 或紫杉醇（1A 类证据）[1] 或脂质体紫杉醇[4] 2. 含奈达铂双药 奈达铂 + 多西他赛（1B 类证据）[5] 3. 不适合铂类的选择非铂双药方案: 吉西他滨 + 多西他赛（1 类证据）[6] 或吉西他滨 + 长春瑞滨（1 类证据）[6] 4. 帕博利珠单抗单药（限 PD-L1 TPS ≥ 50%（1A 类证据），PD-L1 TPS 1~49%（2A 类证据））[7, 8]; 5. 帕博利珠单抗联合紫杉醇 / 白蛋白紫杉醇和铂类（1A 类证据）[9]	吉西他滨维持治疗（2B 类证据）[10]（限一线吉西他滨联合铂类且 KPS>80 分）	白蛋白紫杉醇联合卡铂（2B类证据）[11]

Ⅳ期无驱动基因、鳞癌的治疗（续表）

分期	分层	Ⅰ级推荐	Ⅱ级推荐	Ⅲ级推荐
	PS=2	单药化疗： 吉西他滨[12] 或紫杉醇[13] 或长春瑞滨[14] 或多西他赛[14]	最佳支持治疗	
二线治疗[b]	PS=0~2	纳武利尤单抗（1A 类证据）[15] 或多西他赛（1A 类证据）[14] （如一线未接受同一药物）	帕博利珠单抗 （限 PD-L1 TPS ≥ 1%） （1A 类证据）[16]； 阿替利珠单抗 （1A 类证据）[17] 单药吉西他滨[18] 或 长春瑞滨[14] （如一线未接受同一药物）； 阿法替尼（如不适合化疗及免疫治疗） （1B 类证据）[19]	
	PS=3~4	最佳支持治疗		

Ⅳ期无驱动基因、鳞癌的治疗（续表）

分期	分层	Ⅰ级推荐	Ⅱ级推荐	Ⅲ级推荐
三线治疗	PS=0~2	纳武利尤单抗（1A类证据）[15] 或多西他赛（1A类证据）[14] （如既往未接受同一药物）	安罗替尼 （1B类证据） （限外周型鳞癌）； 鼓励患者参加临床研究	

a. 抗肿瘤治疗同时应给予最佳支持治疗；

b. 如果疾病得到控制且毒性可耐受，化疗直至疾病进展。

【注释】

驱动基因阴性、PS评分0~1的Ⅳ期肺鳞癌的一线经典治疗方案是含铂双药化疗，不适合铂类化疗时可考虑非铂双药联合方案，化疗周期数为4~6个周期。一项吉西他滨联合顺铂诱导化疗后吉西他滨维持治疗对比最佳支持治疗的研究显示，吉西他滨维持治疗TTP显著延长（中位3.6个月 vs. 2个月，$P<0.001$），亚组分析显示在KPS>80分患者中，吉西他滨维持治疗组总生存时间显著延长（中位25.3个月 vs. 12.2个月，HR=2.1），而KPS ≤ 80分亚组显示吉西他滨维持组无统计学差异（中位10.0个月 vs. 10.8个月，HR=0.80）[10]。因此，对于吉西他滨联合铂类治疗4个周期疾病无进展，不良反应能耐受且KPS>80分的患者，推荐吉西他滨维持治疗。此外，Ⅱ期临床研究提示紫杉醇脂质体联合铂类一线治疗晚期 NSCLC 与紫杉醇联合铂类治疗疗效相当，但具有更高的安全性和临床耐受性，末梢神经炎发生率更低[4]，NMPA 已批准紫杉醇脂质体联合铂类一线治疗晚期 NSCLC。因此紫杉醇脂质体联合铂类方案也是晚期肺鳞癌的一线治疗选择。

除顺铂、卡铂外，两项Ⅲ期随机对照临床研究探讨了奈达铂联合多西他赛对比顺铂联合多西他赛治疗晚期肺鳞癌的疗效和安全性：日本西部肿瘤协助组 WJOG5208L 研究结果显示：奈达铂联合多西他赛方案能显著延长初治晚期肺鳞癌的 OS（中位 13.6 个月 vs. 11.4 个月，HR=0.81，P=0.037），顺铂组的≥ 3 度恶心、乏力、低钠血症和低钾血症发生率多于奈达铂组，而奈达铂组≥ 3 度白细胞减少、中性粒细胞减少和血小板减少发生率多于顺铂组；我国开展的另外一项Ⅲ期随机对照研究显示，奈达铂治疗组 PFS 更长，存在边缘统计学差异（4.63 个月 vs. 4.23 个月，HR=0.778，P=0.056），与顺铂相比，奈达铂客观缓解率（51.5% vs. 38.1%，P=0.033）显著增高，血小板减少更多见于顺铂组（P=0.049），3~4 度不良反应更多发生于顺铂组（P<0.05）[5]，均提示奈达铂联合多西他赛方案是晚期肺鳞癌的一种治疗选择。

C-TONG1002 这项Ⅱ期研究探讨了白蛋白紫杉醇联合卡铂对比吉西他滨联合卡铂一线治疗晚期肺鳞癌的疗效[11]，结果显示白蛋白紫杉醇联合卡铂组在 ORR（42% vs. 27%，P>0.05），PFS（中位 6.7 个月 vs. 5.8 个月，HR=0.75，P=0.143）及 OS（中位 11.6 个月 vs. 14.4 个月，HR=0.92，P=0.846）方面均与对照组相当，但具有更好的安全性和生活质量数据，目前 NMPA 并未批准 NSCLC 适应证，因此本指南将其列为Ⅲ级推荐。

除了化疗外，PD-1/PD-L1 抑制剂免疫治疗也成为Ⅳ期肺鳞癌的一线标准治疗方案。

KEYNOTE-024 研究纳入了 305 例 PD-L1 TPS 均≥ 50%（Dako 22C3 抗体）且 *EGFR*/*ALK* 野生型晚期 NSCLC 患者，帕博利珠单抗较化疗显著延长 PFS（中位 10.3 个月 vs. 6.0 个月，HR=0.50）和 OS（中位 30.0 个月 vs. 14.2 个月，HR=0.63），显著提高客观有效率（44.8% vs. 27.8%），且不良反应发生率低于化疗组。KEYNOTE-042[7] 研究进一步将入组标准扩大至 PD-L1 TPS ≥ 1%，结果提示与化疗相比，帕博利珠单抗显著降低死亡风险 19%，但亚组分析提示主要获益人群为 PD-L1 TPS ≥ 50% 的患者。2019 年 WCLC 会议上公布 KEYNOTE-042 研究 262 例中国患者亚组结果[8] 显示，在 PD-L1 TPS ≥ 50% 人群中，帕博利珠单抗较化疗组显著延长 OS（中位 20.0 个月 vs. 14.0 个月，HR=0.62），TPS 为 1%~49% 的患者 OS（中位 19.9 个月 vs. 10.7 个月，HR=0.69）也显著延长。NMPA 已于 2019 年批准其一线适应证，适用于 PD-L1 TPS ≥ 1%（Dako 22C3 抗体）患者。因此本指南修改上调帕博利珠单抗一线治疗至Ⅰ级推荐，其中 PD-L1 TPS ≥ 50% 为 1A 类证据，PD-L1 TPS ≥ 1% 为 2A 类证据。

KEYNOTE-407[9] 研究入组 559 例初治转移性肺鳞癌患者，1∶1 随机接受帕博利珠单抗联合卡铂 + 紫杉醇 / 白蛋白结合型紫杉醇或卡铂 + 紫杉醇 / 白蛋白结合型紫杉醇。结果显示，帕博利珠单抗联合化疗显著延长 PFS（中位 6.4 个月 vs. 4.8 个月，HR=0.56，P<0.001）和 OS（中位 15.9 个月 vs. 11.3 个月，HR=0.64，P<0.001），不良反应未显著增加。亚组分析提示，不同 PD-L1 表达亚组均能从联合化疗治疗中获益。基于该结果，NMPA 已于 2019 年批准帕博利珠单抗联合卡铂及紫杉醇（或白蛋白结合型紫杉醇）用于转移性肺鳞癌的一线治疗，因此本次指南修改将其推荐等级上调至Ⅰ级推荐。

PS 评分 2 分患者的一线治疗，一项入组 391 例患者的Ⅲ期随机临床研究探讨了卡铂 / 紫杉醇联合方案对比吉西他滨或长春瑞滨单药治疗 PS 评分 2 分的患者，联合化疗组较单药组具有更优 TTP（中位 4.6 个月 vs. 3.5 个月，*P*<0.001），但 OS 无统计学差异（中位 8.0 个月 vs. 6.6 个月，*P*=0.184），联合化疗组 3~4 级毒性发生率高于单药组（40% vs. 22%），因此，PS 评分 2 分的患者需要慎重考虑含铂双药联合化疗，期待免疫治疗在 PS 评分 2 分患者中的数据。

对于一线或维持治疗后进展的患者，二线建议多西他赛或吉西他滨单药化疗。一项入组了 373 例患者的Ⅲ期临床研究对比了多西他赛 100mg/m²（D100）和 75mg/m²（D75）两个剂量组和长春瑞滨或异环磷酰胺（V/I）二线治疗含铂化疗后的患者[14]，虽然多西他赛组的有效率高于长春瑞滨或异环磷酰胺（10.8% vs. 6.7% vs. 0.8%，D100 vs. V/I *P*=0.001，D75 vs. V/I *P*=0.036，D vs. V/I *P*=0.002），但三组的总生存无统计学差异。因此，在不适合多西他赛或吉西他滨化疗的情况下，也可选择长春瑞滨进行化疗。在既往接受过一线化疗的非选择性的鳞癌患者中，阿法替尼与厄洛替尼头对头二线治疗的 LUX-Lung 8 研究结果显示[19]，阿法替尼组的中位 PFS（中位 2.6 个月 vs. 1.9 个月，*P*=0.010 3）和 OS（中位 7.9 个月 vs. 6.8 个月，*P*=0.007 7）均较厄洛替尼组有显著提高，且有统计学意义，NMPA 于 2017 年 2 月批准阿法替尼二线治疗晚期肺鳞癌。

PD-1/PD-L1 抑制剂免疫治疗已成为二线治疗新标准。中国人群开展的纳武利尤单抗二线治疗 CheckMate-078 研究[15]显示，纳武利尤单抗较多西他赛显著延长 OS（中位 12.0 个月 vs. 9.6 个月，*P*=0.000 6），提高 ORR（16.6% vs. 4.2%，*P*<0.000 1），在不良反应方面更优，NMPA 已于 2018 年批准纳武利尤单抗二线适应证。此外，KEYNOTE-010 研究[16]显示，在 PD-L1 表达阳性（PD-

L1 TPS ≥ 1%，Dako 22C3 抗体）晚期 NSCLC 中，帕博利珠单抗较多西他赛具有更好的 OS 生存获益；OAK 研究亚组分析[17]显示，阿替利珠单抗二线治疗晚期 NSCLC 鳞癌患者较多西他赛可以显著地延长 OS。基于该两项研究结果，FDA 批准了帕博利珠单抗用于 PD-L1 表达阳性（PD-L1 TPS ≥ 1%，Dako 22C3 抗体）的肺鳞癌的二线治疗；也批准阿替利珠单抗用于转移性 NSCLC 含铂方案化疗后 / 敏感突变患者 EGFR/ALK-TKI 治疗后的二线治疗。但这两种药物国内尚未批准肺癌二线治疗适应证，因此，本版指南将其均作为Ⅱ级推荐二线治疗晚期肺鳞癌患者。

在三线治疗，ALTER 0303 研究入组 439 例晚期 NSCLC 患者（含 86 例周围型肺鳞癌），结果提示安罗替尼显著延长 PFS（中位 5.4 个月 vs. 1.4 个月，$P<0.001$）和 OS（中位 9.6 个月 vs. 6.3 个月，$P=0.002$），显著提高客观缓解率（9.2% vs. 0.7%，$P<0.001$），但安罗替尼 3 度及以上不良反应显著增加（61.9% vs. 37.1%）。亚组分析提示，肺鳞癌患者接受安罗替尼治疗 PFS（HR=0.37）和 OS（HR=0.73）也显著获益。因此安罗替尼可作为晚期 NSCLC 的三线治疗的可选方案，限定为外周型鳞癌患者。

此外，对于 PS=0~2 的患者，积极的三线治疗或可带来获益。可选择的患者在三线治疗给予其二线未用的治疗方案，如纳武利尤单抗单药治疗，或多西他赛单药治疗。

表 1　常用非小细胞肺癌一线化疗方案

	化疗方案	剂量	用药时间	时间及周期
NP 方案	长春瑞滨	25mg/m^2	d1，8	21d 为 1 个周期 4~6 个周期
	顺铂	75mg/m^2	d1	
TP 方案	紫杉醇	135~175mg/m^2	d1	
	顺铂或卡铂			
	顺铂	75mg/m^2	d1	
	卡铂	AUC=5~6	d1	
GP 方案	吉西他滨	1 000~1 250mg/m^2	d1，8	
	顺铂或卡铂			
	顺铂	75mg/m^2	d1	
	卡铂	AUC=5~6	d1	
DP 方案	多西他赛	75mg/m^2 或 60 mg/m^2	d1	
	顺铂或卡铂			
	顺铂	75mg/m^2	d1	
	卡铂	AUC=5~6	d1	

常用非小细胞肺癌一线化疗方案（续表）

	化疗方案	剂量	用药时间	时间及周期
AP 方案	培美曲塞	500mg/m^2	d1	
	顺铂或卡铂			
	顺铂	75mg/m^2	d1	
	卡铂	AUC=5~6	d1	
LP 方案	紫杉醇脂质体	135~175mg/m^2	d1	
	顺铂或卡铂			
	顺铂	75mg/m^2	d1	
	卡铂	AUC=5~6	d1	

表 2　常用非小细胞肺癌二线化疗方案

化疗方案	剂量	用药时间	时间及周期
多西他赛	60~75mg/m^2	d1	21d 为 1 个周期
培美曲塞	500mg/m^2	d1	

表 3　常用免疫治疗用药方案

治疗方案	剂量	用药时间	周期
纳武利尤单抗单药	3mg/kg	d1	14d 为一个周期
帕博利珠单抗单药	200mg	d1	21d 为一个周期
阿替利珠单抗单药	1 200mg	d1	21d 为一个周期
帕博利珠单抗 + 化疗（非鳞）			
帕博利珠单抗	200mg	d1	21d 为一个周期
卡铂	AUC 5	d1	
培美曲塞	500mg/m^2	d1	
帕博利珠单抗 + 化疗（鳞癌）			
帕博利珠单抗	200mg	d1	21d 为一个周期
卡铂	AUC 6	d1	
紫杉醇 / 白蛋白紫杉醇	200/100mg/m^2	d1/d1，8，15	
阿替利珠单抗四药联合方案			
阿替利珠单抗	1 200mg	d1	21d 为一个周期
贝伐珠单抗	15mg/kg	d1	
卡铂	AUC 6	d1	
紫杉醇	175mg/m^2	d1	

表 4 免疫治疗和抗血管药物新增适应证（截至 2020 年 3 月）

名称	FDA	EMA	NMPA
帕博利珠单抗	联合卡铂及紫杉醇（或白蛋白结合型紫杉醇）用于转移性肺鳞状细胞癌的一线治疗； 联合培美曲塞 + 铂类化疗用于转移性非鳞 NSCLC 的一线治疗； 含铂化疗失败的、PD-L1 表达阳性的晚期或转移性 NSCLC	用于 PD-L1 TPS ≥ 50%，无 *EGFR* 及 *ALK* 变异的转移性 NSCLC 的一线治疗； 联合培美曲塞 + 铂类化疗用于转移性非鳞 NSCLC 的一线治疗； 用于 PD-L1 TPS ≥ 1%，既往至少一线化疗失败的局部晚期或转移性 NSCLC	用于 PD-L1 TPS ≥ 1%，无 *EGFR* 及 *ALK* 变异的局部晚期或转移性 NSCLC 一线治疗； 联合卡铂及紫杉醇（或白蛋白结合型紫杉醇）用于转移性肺鳞状细胞癌的一线治疗； 联合培美曲塞 + 铂类化疗用于转移性非鳞 NSCLC 的一线治疗
纳武利尤单抗	用于含铂化疗失败且经过其他治疗失败后的转移性 NSCLC	化疗失败后的局部晚期或转移性 NSCLC	用于 *EGFR* 及 *ALK* 变异阴性的，既往含铂化疗失败的局部晚期或转移性 NSCLC 二线及后线治疗
阿替利珠单抗	联合贝伐单抗及紫杉醇 + 卡铂用于无 *EGFR* 及 *ALK* 变异的晚期 NSCLC 一线治疗； 含铂化疗失败后的转移性 NSCLC	化疗失败后的局部晚期或转移性 NSCLC	

免疫治疗和抗血管药物新增适应证（截至 2020 年 3 月）（续表）

名称	FDA	EMA	NMPA
度伐利尤单抗	用于不可切除的Ⅲ期 NSCLC 经同步含铂化疗及放疗后无进展患者的巩固治疗	局部晚期不可切除伴 PD-L1 TPS ≥ 1% 的既往含铂化疗及放疗后无进展的 NSCLC 患者的巩固治疗	用于不可切除的Ⅲ期 NSCLC 经同步含铂化疗及放疗后无进展患者的巩固治疗
安维汀	联合含铂双药化疗用于不可切除的晚期，转移性或复发性非鳞 NSCLC 的一线治疗	联合含铂双药化疗用于不可切除的晚期，转移性或复发性非鳞 NSCLC 的一线治疗	联合含铂双药化疗用于不可切除的晚期，转移性或复发性非鳞 NSCLC 的一线治疗
安可达			联合含铂双药化疗用于不可切除的晚期，转移性或复发性非鳞 NSCLC 的一线治疗
安罗替尼			晚期 NSCLC 三线治疗

参考文献

[1] SCHILLER JH, HARRINGTON D, BELANI CP, et al. Comparison of four chemotherapy regimens for advanced non-small-cell lung cancer. N Engl J Med, 2002, 346 (2) : 92-98.

[2] SCAGLIOTTI GV, PARIKH P, VON PAWEL J, et al. Phase Ⅲ study comparing cisplatin plus gemcitabine with cisplatin plus pemetrexed in chemotherapy-naive patients with advanced-stage non-small-cell lung cancer. J Clin Oncol, 2008, 26 (21) : 3543-3551.

[3] FOSSELLA F, PEREIRA JR, VON PAWEL J, et al. Randomized, multinational, phase Ⅲ study of docetaxel plus platinum combinations versus vinorelbine plus cisplatin for advanced non-small-cell lung cancer: the TAX 326 study group. J Clin Oncol, 2003, 21 (16) : 3016-3024.

[4] 杨新杰 , 张卉 , 农靖颖 , 等 . 紫杉醇脂质体联合顺铂方案一线治疗晚期非小细胞肺癌的临床随机对照研究 . 中国肺癌杂志 , 2012, 15 (4) : 208-212.

[5] LU S, CHEN Z, HU C, et al. Nedaplatin plus docetaxel versus cisplatin plus docetaxel as first-line chemotherapy for advanced squamous cell carcinoma of the lung-A multicenter, open-label, randomized, phase Ⅲ trial. J Thorac Oncol, 2018, 13 (11) : 1743-1749.

[6] PUJOL JL, BRETON JL, GERVAIS R, et al. Gemcitabine-docetaxel versus cisplatin-vinorelbine

in advanced or metastatic non-small-cell lung cancer: a phase Ⅲ study addressing the case for cisplatin. Ann Oncol, 2005, 16 (4) : 602-610.

[7] MOK TSK, WU YL, KUDABA I, et al. Pembrolizumab versus chemotherapy for previously untreated, PD-L1-expressing, locally advanced or metastatic non-small-cell lung cancer (KEYNOTE-042) : a randomised, open-label, controlled, phase 3 trial. Lancet , 2019, 393 (10183) : 1819-1830.

[8] WU Y, ZHANG L, FAN Y, et al. KEYNOTE-042 China Study: first-line pembrolizumab vs chemotherapy in Chinese patients with advanced NSCLC with PD-L1 TPS >= 1%. J Thorac Oncol, 2019, 14 (10) : S290-S291.

[9] PAZ-ARES L, LUFT A, VICENTE D, et al. Pembrolizumab plus chemotherapy for squamous non-small-cell lung cancer. N Engl J Med, 2018, 379 (21) : 2040-2051.

[10] BRODOWICZ T, KRZAKOWSKI M, ZWITTER M, et al. Cisplatin and gemcitabine first-line chemotherapy followed by maintenance gemcitabine or best supportive care in advanced non-small cell lung cancer: a phase Ⅲ trial. Lung Cancer, 2006, 52 (2) : 155-163.

[11] WANG Z, HUANG C, YANG JJ, et al. A randomised phase Ⅱ clinical trial of nab-paclitaxel and carboplatin compared with gemcitabine and carboplatin as first-line therapy in advanced squamous cell lung carcinoma (C-TONG1002) . Eur J Cancer, 2019, 109: 183-191.

[12] PEROL M, CHOUAID C, PEROL D, et al. Randomized, phase Ⅲ study of gemcitabine or erlo-

tinib maintenance therapy versus observation, with predefined second-line treatment, after cisplatin-gemcitabine induction chemotherapy in advanced non-small-cell lung cancer. J Clin Oncol, 2012, 30 (28) : 3516-3524.

[13] LILENBAUM RC, HERNDON JE, LIST MA, et al. Single-agent versus combination chemotherapy in advanced non-small-cell lung cancer: the cancer and leukemia group B (study 9730) . J Clin Oncol, 2005, 23 (1) : 190-196.

[14] FOSSELLA FV, DEVORE R, KERR RN, et al. Randomized phase Ⅲ trial of docetaxel versus vinorelbine or ifosfamide in patients with advanced non-small-cell lung cancer previously treated with platinum-containing chemotherapy regimens. The TAX 320 Non-Small Cell Lung Cancer Study Group. J Clin Oncol, 2000, 18 (12) : 2354-2362.

[15] WU YL, LU S, CHENG Y, et al. Nivolumab cersus docetaxel in a predominantly Chinese patient population with previously treated advanced NSCLC: CheckMate 078 Randomized Phase Ⅲ Clinical Trial. J Thorac Oncol, 2019, 14 (5) : 867-875.

[16] HERBST RS, BAAS P, KIM DW, et al. Pembrolizumab versus docetaxel for previously treated, PD-L1-positive, advanced non-small-cell lung cancer (KEYNOTE-010) : a randomised controlled trial. Lancet, 2016, 387 (10027) : 1540-1550.

[17] RITTMEYER A, BARLESI F, WATERKAMP D, et al. Atezolizumab versus docetaxel in patients with previously treated non-small-cell lung cancer (OAK) : a phase 3, open-label, multicentre ran-

domised controlled trial. Lancet, 2017, 389 (10066) : 255-265.

[18] CRINO L, MOSCONI AM, SCAGLIOTTI G, et al. Gemcitabine as second-line treatment for advanced non-small-cell lung cancer: A phase Ⅱ trial. J Clin Oncol, 1999, 17 (7) : 2081-2085.

[19] SORIA JC, FELIP E, COBO M, et al. Afatinib versus erlotinib as second-line treatment of patients with advanced squamous cell carcinoma of the lung (LUX-Lung 8) : an open-label randomised controlled phase 3 trial. Lancet Oncol, 2015, 16 (8) : 897-907.

5.8 Ⅳ期孤立性转移非小细胞肺癌的治疗

（1）孤立脑或肾上腺转移 NSCLC 的治疗

分期	分层	Ⅰ级推荐	Ⅱ级推荐	Ⅲ级推荐
孤立性脑或孤立性肾上腺转移	PS=0~1、肺部病变为非 N2 且可完全性切除	脑或肾上腺转移灶切除 + 肺原发病变完全性手术切除 + 系统性全身化疗（1 类证据）[1-8] 脑 SRS（SRT）+ 肺原发病变完全性手术切除 + 系统性全身化疗[9, 10]	脑或肾上腺转移灶 SRS/SRT/SBRT+ 肺原发病变 SBRT + 系统性全身化疗（1 类证据）[11-15]	
	PS=0~1、肺部病灶为 T4 或 N2	脑或肾上腺转移灶 SRS/SRT/SBRT+ 肺部病变同步或序贯放化疗 + 系统性全身化疗（2B 类证据）[3, 4, 15-18]		
	PS ≥ 2	按Ⅳ期处理		

TNM 分期参照 IASLC/UICC 第 8 版；SRS（stereotactic radiosurgery）：立体定向放射外科；WBRT（whole brain radiotherapy）：全脑放射治疗；SRT（stereotactic radiation therapy）：立体定向放疗；SBRT（stereotactic body radiation therapy）：体部立体定向放疗

【注释】

关于非小细胞肺癌孤立性脑或肾上腺转移的治疗目前尚缺乏大样本的前瞻性随机对照临床研究数据，多为小样本回顾性研究，证据级别不高。

关于脑部病灶的处理参照脑单发或寡转移（包括其他实体瘤，其中绝大部分为非小细胞肺癌）的前瞻性随机对照临床研究的结果。对于 PS=0~1 患者，两项前瞻性随机对照临床研究比较了脑部手术 +WBR 与单 WBRT 的疗效[1, 2]，结果显示手术可显著提高患者生存率及局部控制率。

对于不能或不愿手术的患者，基于 4 项前瞻性随机对照临床研究的结果（包括 2015 年 ASCO 摘要 LBA4）：PS=0~1，脑部 SRS 联合 WBRT 较单纯 SRS 仅提高局部控制率，并无生存获益，且增加神经系统并发症，降低学习和记忆能力[12-14]。

关于脑部手术或 SRS/SRT 后是否加 WBRT 存在争议：目前缺乏前瞻性随机对照比较脑部手术 + WBRT 与单独手术的临床研究数据，既往研究样本量小、年代久远且对照组为单独 WBRT 而非单独手术。EORTC 22952-26001 研究[12]比较了手术或 SRS 后根据是否行 WBRT 将患者随机分为两组，结果显示加用 WBRT 对总生存期无影响。对于脑部 SRS/SRT 后是否加用 WBRT，多数研究显示加用 WBRT 仅可以提高颅内局部控制率，但不延长总生存期[12-14]；RTOG 9508 和 JROSG 99-1，两项研究的二次分析显示：对于分级预后评估（graded prognostic assessment，GPA）高者 SRS 联合 WBRT 有生存获益[19, 20]。

WBRT 标准剂量包括 30Gy/10 次，也可以 37.5Gy/15 次，然而在 PS 状态差的患者也可以

20Gy/5 次[11]；SRS 单次最大边缘剂量根据肿瘤体积（最大径≤ 2.0cm、2.1~3.0cm、3.1~4.0cm）可以为 24、18、15Gy（RTOG 90-05）[20]。

关于肺部病灶的处理，多篇回顾性研究分析显示[3, 4]，PS=0~1，肺部病变为非 N2 且可完全切除患者，手术治疗较非手术治疗效果好。部分研究显示 T1 患者手术的疗效优于 T2、T3[3, 4]；N0 者手术疗效优于 N1、N2[4]，对于 N2 患者，鉴于疗效差，不主张手术治疗[4]。

对于不能或不愿意手术切除的肺部病灶，可考虑 SBRT 或放化疗[4, 16-18]。其放射治疗参照非转移非小细胞肺癌的放射治疗。

关于孤立肾上腺转移Ⅳ期 NSCLC 的治疗，多个回顾性研究提示[5-8]，PS=0~1、肺部病变为非 N2 且可完全切除患者，给予肺部原发病灶完全性手术切除及根治性肾上腺切除术联合系统全身化疗，患者可获益，中位生存可达 11~31 个月。研究同时提示，对于原发病灶分期较晚，特别是有 N2 淋巴结转移患者行手术治疗效果差，不建议手术治疗[5-7]。对于不愿意或肺部病灶不能手术切除的患者，针对肺原发病灶 SBRT 或放化疗联合肾上腺转移灶行放疗，患者有生存获益，中位生存达 10.2~23 个月[15-18]。

孤立脑或肾上腺转移 NSCLC 患者的系统性全身治疗方案见指南其他章节中的Ⅳ期患者系统性全身治疗。

参考文献

[1] PATCHELL RA, TIBBS PA, WALSH JW, et al. A randomized trial of surgery in the treatment of single metastases to the brain. N Engl J Med, 1990, 322 (8) : 494-500.

[2] MINTZ AH, KESTLE J, RATHBONE MP, et al. A randomized trial to assess the efficacy of surgery in addition to radiotherapy in patients with a single cerebral metastasis. Cancer, 1996, 78 (7) : 1470-1476.

[3] YUKSEL C, BOZKURT M, YENIGUN BM, et al. The outcome of bifocal surgical resection in non-small cell lung cancer with synchronous brain metastases: results of a single center retrospective study. Thorac Cardiovasc Surg, 2014, 62 (7) : 605-611.

[4] BONNETTE P, PUYO P, GABRIEL C, et al. Surgical management of non-small cell lung cancer with synchronous brain metastases. Chest, 2001, 119 (5) : 1469-1475.

[5] AMBROGI V, TONINI G, MINEO TC. Prolonged survival after extracranial metastasectomy from synchronous resectable lung cancer. Ann Surg Oncol, 2001, 8 (8) : 663-666.

[6] RAZ DJ, LANUTI M, GAISSERT HC, et al. Outcomes of patients with isolated adrenal metastasis from non-small cell lung carcinoma. Ann Thorac Surg, 2011, 92 (5) : 1788-1792; discussion 1793.

[7] XU Q, WANG Y, LIU H, et al. Treatment outcome for patients with primary NSCLC and synchronous

solitary metastasis. Clin Transl Oncol, 2013, 15 (10) : 802-809.
[8] PORTE H, SIAT J, GUIBERT B, et al. Resection of adrenal metastases from non-small cell lung cancer: a multicenter study. Ann Thorac Surg, 2001, 71 (3) : 981-985.
[9] URSINO S, MONTRONE S, CANTARELLA M, et al. Stereotactic body radiotherapy of bone metastases in oligometastatic disease: prognostic factors of oncologic outcomes. Tumori, 2016, 102 (1) : 59-64.
[10] ASHWORTH AB, SENAN S, PALMA DA, et al. An individual patient data metaanalysis of outcomes and prognostic factors after treatment of oligometastatic non-small-cell lung cancer. Clin Lung Cancer, 2014, 15 (5) : 346-355.
[11] ANDREWS DW, SCOTT CB, SPERDUTO PW, et al. Whole brain radiation therapy with or without stereotactic radiosurgery boost for patients with one to three brain metastases: phase Ⅲ results of the RTOG 9508 randomised trial. Lancet, 2004, 363 (9422) : 1665-1672.
[12] KOCHER M, SOFFIETTI R, ABACIOGLU U, et al. Adjuvant whole-brain radiotherapy versus observation after radiosurgery or surgical resection of one to three cerebral metastases: results of the EORTC 22952-26001 study. J Clin Oncol, 2011, 29 (2) : 134-141.
[13] AOYAMA H, SHIRATO H, TAGO M, et al. Stereotactic radiosurgery plus whole-brain radiation therapy vs stereotactic radiosurgery alone for treatment of brain metastases: a randomized controlled trial. Jama, 2006, 295 (21) : 2483-2491.
[14] CHANG EL, WEFEL JS, HESS KR, et al. Neurocognition in patients with brain metastases treated

with radiosurgery or radiosurgery plus whole-brain irradiation: a randomised controlled trial. Lancet Oncol, 2009, 10 (11) : 1037-1044.

[15] HOLY R, PIROTH M, PINKAWA M, et al. Stereotactic body radiation therapy (SBRT) for treatment of adrenal gland metastases from non-small cell lung cancer. Strahlenther Onkol, 2011, 187 (4) : 245-251.

[16] COLLEN C, CHRISTIAN N, SCHALLIER D, et al. Phase Ⅱ study of stereotactic body radiotherapy to primary tumor and metastatic locations in oligometastatic nonsmall-cell lung cancer patients. Ann Oncol, 2014, 25 (10) : 1954-1959.

[17] DE RUYSSCHER D, WANDERS R, VAN BAARDWIJK A, et al. Radical treatment of non-small-cell lung cancer patients with synchronous oligometastases: long-term results of a prospective phase Ⅱ trial (Nct01282450) . J Thorac Oncol, 2012, 7 (10) : 1547-1555.

[18] IYENGAR P, KAVANAGH BD, WARDAK Z, et al. Phase Ⅱ trial of stereotactic body radiation therapy combined with erlotinib for patients with limited but progressive metastatic non-small-cell lung cancer. J Clin Oncol, 2014, 32 (34) : 3824-3830.

[19] AOYAMA H, TAGO M, SHIRATO H. Stereotactic radiosurgery with or without whole-brain radiotherapy for brain metastases: secondary analysis of the JROSG 99-1 Randomized Clinical Trial. JAMA oncol, 2015, 1 (4) : 457-464

[20] SHAW E, SCOTT C, SOUHAMI L, et al. Single dose radiosurgical treatment of recurrent previously

irradiated primary brain tumors and brain metastases: final report of RTOG protocol 90-05. Int J Radiat Oncol Biol Phys, 2000, 47 (2) : 291-298.

（2）孤立性骨转移的处理

分期	分层	Ⅰ级推荐	Ⅱ级推荐	Ⅲ级推荐
孤立性骨转移	PS=0~1、肺部病变为非N2且可完全性切除	肺原发病变完全性手术切除+骨转移病变放射治疗+系统性全身化疗+双膦酸盐治疗（2B类证据）[1-7]	肺原发病变放射治疗+骨转移病变放射治疗+系统性全身化疗+双膦酸盐治疗（2B类证据）[8,9]	
	PS=0~1、肺部病变为N2或T4	肺原发病变序贯或同步放化疗+骨转移病变放射治疗+双膦酸盐治疗+系统性全身化疗（2B类证据）[9-11]		

【注释】

关于非小细胞肺癌孤立性骨转移的治疗，目前尚缺乏大样本的前瞻性随机对照临床研究数据。对于PS=0~1、肺部病变为非N2且可完全性切除的患者，多项回顾性研究[1-4,6,7]显示，肺原发病变手术治疗加骨转移病变放射治疗或手术，联合系统全身化疗和双膦酸盐治疗，患者可获益，中位生存可达 8~35 个月。对于原发病变分期为Ⅰ~Ⅱ期的患者，手术的生存获益明显优于Ⅲ期患者[4]。对于承重骨骨转移患者，推荐转移灶手术加放疗，可显著降低神经功能损伤，提高 KPS 评分及患者生存质量[5]。

对于原发病变能完全切除但由于某些原因无法手术或不愿手术的患者，可考虑原发病变放射治疗和骨转移病变放射治疗，联合系统性全身化疗 + 双膦酸盐治疗[8, 9]，中位 OS 达到 13.5~23 个月。

对于 PS=0~1、肺部病变为 N2 或 T4 的患者，回顾性研究结果显示原发病变行序贯或同步放化疗，骨转移病变放射治疗，联合系统性全身化疗 + 双膦酸盐治疗，患者可获益，中位生存期为 13.5~14 个月，1、2、3 年的总生存率分别为 58.1%、24.8%、15.8%[9-11]。

两项前瞻性随机对照Ⅲ期临床研究结果显示，与安慰剂对比，双膦酸盐能明显降低肺癌骨转移患者的骨相关不良事件发生率，可以和常规抗肿瘤治疗联合使用[12, 13]。

孤立骨转移 NSCLC 患者的系统性全身治疗方案见指南其他章节中的Ⅳ期患者系统性全身治疗。

参考文献

[1] ASHWORTH AB, SENAN S, PALMA DA, et al. An individual patient data metaanalysis of outcomes and prognostic factors after treatment of oligometastatic non-small-cell lung cancer. Clin Lung Can-

cer, 2014, 15 (5) : 346-355.
[2] MORDANT P, ARAME A, DE DOMINICIS F, et al. Which metastasis management allows long-term survival of synchronous solitary M1b non-small cell lung cancer? Eur J Cardiothorac Surg, 2012, 41 (3) : 617-622.
[3] HANAGIRI T, TAKENAKA M, OKA S, et al. Results of a surgical resection for patients with stage Ⅳ nonsmall-cell lung cancer. Clin Lung Cancer, 2012, 13 (3) : 220-224.
[4] XU Q, WANG Y, LIU H, et al. Treatment outcome for patients with primary NSCLC and synchronous solitary metastasis. Clin Transl Oncol, 2013, 15 (10) : 802-809.
[5] ZHANG C, WANG G, HAN X, et al Comparison of the therapeutic effects of surgery combined with postoperative radiotherapy and standalone radiotherapy in treating spinal metastases of lung cancer. Clin Neurol Neurosurg, 2016, 141: 38-42.
[6] DOWNEY RJ, NG KK, KRIS MG, et al. A phase Ⅱ trial of chemotherapy and surgery for non-small cell lung cancer patients with a synchronous solitary metastasis. Lung cancer, 2002, 38 (2) : 193-197.
[7] DE PAS TM, DE BRAUD F, CATALANO G, et al. Oligometastatic non-small cell lung cancer: a multidisciplinary approach in the positron emission tomographic scan era. Ann Thorac Surg, 2007, 83 (1) : 231-234.
[8] COLLEN C, CHRISTIAN N, SCHALLIER D, et al. Phase Ⅱ study of stereotactic body radiotherapy to primary tumor and metastatic locations in oligometastatic nonsmall-cell lung cancer patients. Ann

Oncol, 2014, 25 (10) : 1954-1959.
[9] DE RUYSSCHER D, WANDERS R, VAN BAARDWIJK A, et al. Radical treatment of non-small-cell lung cancer patients with synchronous oligometastases: long-term results of a prospective phase Ⅱ trial (Nct01282450) . J Thorac Oncol, 2012, 7 (10) : 1547-1555.
[10] OUYANG WW, SU SF, MA Z, et al. Prognosis of non-small cell lung cancer patients with bone oligometastases treated concurrently with thoracic three-dimensional radiotherapy and chemotherapy. Radiat Oncol, 2014, 9: 147.
[11] GRIFFIOEN GH, TOGURI D, DAHELE M, et al. Radical treatment of synchronous oligometastatic non-small cell lung carcinoma (NSCLC) : patient outcomes and prognostic factors. Lung Cancer, 2013, 82 (1) : 95-102.
[12] ROSEN LS, GORDON D, TCHEKMEDYIAN NS, et al. Long-term efficacy and safety of zoledronic acid in the treatment of skeletal metastases in patients with non small cell lung carcinoma and other solid tumors: a randomized, Phase Ⅲ, double-blind, placebo-controlled trial. Cancer, 2004, 100 (12) : 2613-2621.
[13] ROSEN LS, GORDON D, TCHEKMEDYIAN S, et al. Zoledronic acid versus placebo in the treatment of skeletal metastases in patients with lung cancer and other solid tumors: a phase Ⅲ, double-blind, randomized trial—the Zoledronic Acid Lung Cancer and Other Solid Tumors Study Group. J Clin Oncol, 2003, 21 (16) : 3150-3157.

6 随访

		Ⅰ级推荐	Ⅱ级推荐	Ⅲ级推荐
Ⅰ~Ⅱ期和可手术切除ⅢA期NSCLC R0切除术后或SBRT治疗后				
无临床症状或症状稳定患者	前2年（每6个月随访一次）	病史； 体格检查； 胸部平扫CT，腹部CT或B超（每6个月一次）； 吸烟情况评估（鼓励患者戒烟）（2B类证据）	可考虑选择胸部增强CT	
	3~5年（每年随访一次）	病史； 体格检查； 胸部平扫CT，腹部CT或B超（每年一次）； 吸烟情况评估（鼓励患者戒烟）（2B类证据）		
	5年以上（每年随访一次）	病史； 体格检查； 鼓励患者继续胸部平扫CT，腹部CT或B超（每年一次）； 吸烟情况评估（鼓励患者戒烟）（2B类证据）		

随访（续表）

		Ⅰ级推荐	Ⅱ级推荐	Ⅲ级推荐
不可手术切除ⅢA期、ⅢB期和ⅢC期NSCLC放化疗结束后				
无临床症状或症状稳定患者	前3年（每3~6个月随访一次）	病史； 体格检查； 胸腹部（包括肾上腺）增强CT（每3~6个月一次）； 吸烟情况评估（鼓励患者戒烟）（2B类证据）		
	4~5年（每6个月随访一次）	病史； 体格检查； 胸腹部（包括肾上腺）增强CT（每6个月一次）； 吸烟情况评估（鼓励患者戒烟）（2B类证据）		
	5年后（每年随访一次）	病史； 体格检查； 胸腹部（包括肾上腺）增强CT（每年一次）； 吸烟情况评估（鼓励患者戒烟）（2B类证据）		

随访（续表）

		Ⅰ级推荐	Ⅱ级推荐	Ⅲ级推荐
Ⅳ期 NSCLC 全身治疗结束后				
无临床症状或症状稳定患者	每 6~8 周随访一次	病史； 体格检查； 影像学复查建议每 6~8 周一次，常规胸腹部（包括肾上腺）增强 CT；合并有脑、骨等转移者，可定期复查脑 MRI 和 / 或骨扫描或症状提示性检查（2B 类证据）	临床试验者随访密度和复查手段遵循临床试验研究方案	
症状恶化或新发症状者		即时随访		

Ⅰ~ⅢA 期 NSCLC 局部治疗后随访，常规不进行头颅 CT 或 MRI、骨扫描或全身 PET-CT 检查，仅当患者出现相应部位症状时才进行；ⅢB~Ⅳ期 NSCLC 不建议患者采用 PET-CT 检查作为常规复查手段。

【注释】

接受完全性切除术后的早期肺癌患者，术后随访的目的在于更早发现肿瘤复发或第二原发肺癌，并及时干预处理，以期提高患者的总生存期，改善生活质量。目前国际肺癌相关指南如 NCCN 指南（Version 2.2019）[1]、ESMO 早期 NSCLC 管理共识（2nd）[2]和 ACCP 指南（3rd）[3]均推荐根治性术后 NSCLC 患者接受随访监测。推荐的随访模式为，术后头 2 年，每 6 个月随访一次，除常规病史、体格检查外，应进行胸部 CT 复查；术后 3~5 年，每 12 个月随访一次，进行低剂量胸部 CT 平扫；手术 5 年后，鼓励患者坚持每年随访一次，继续胸部 CT 平扫；随访的总年限，目前尚无定论。

对于完全性切除术后的Ⅰ~Ⅱ期 NSCLC，20%~40% 的患者会发生局部或远处复发[4, 5]。术后前 4 年患者的复发风险较高，每年每人的复发风险为 6%~7%，此后每年患者的复发风险会降低至 2% 左右[5]。通过回顾性分析 1 506 例完全性切除的 NSCLC 患者，并进一步细分患者的复发模式，发现远处复发的第一个高峰集中在术后 9 个月，此外，术后 2 年和 4 年亦分别呈现小高峰；局部复发的高峰在术后 1 年和术后 2 年[6]。与此不同，患者再发第二原发肺癌的风险相对稳定，每人每年的再发风险为 1%~3%[6, 7]。

目前，临床常用的影像学复查手段主要是胸部 X 线和 CT。回顾性研究提示，CT 对比胸部 X 线，能更早期发现复发灶，虽然不能提高患者的总生存期[8]。现今，各大指南均推荐术后患者进行胸部 CT 复查，但截至目前，并没有前瞻性 RCT 证实术后规律 CT 随访可以提高患者的总生存期。一些回顾性研究的结果也有出入。2015 年欧洲呼吸学年会上，来自丹麦肺癌记录系统的一个回顾性分析提示，引入 CT 随访相比未引入 CT 随访，可以提高术后 4 年的生存率，复发性肺癌的可治愈率增加 3 倍；而对 SEER 数据库（1995—2010 年）术后患者的回顾性分析显示，CT 复查并不能降低患者的死亡风险（HR，1.04；95%CI，0.96~1.14）[9]。因此，亟需前瞻性的研究来进一步证实术后 CT 复查的价值。值得期待的是，目前法国正在进行一项前瞻性临床研究（IFCT—0302），入组完全性切除术后的Ⅰ~Ⅲ期 NSCLC，对比两种不同随访手段（胸部 X 线 vs. 胸部 CT 和纤维支气管镜）

对患者总生存期的影响[10]。此外，亦有一些研究探讨了PET-CT用于术后随访的价值。Toba等在2005—2010年对101位根治术后NSCLC患者采用PET-CT进行随访。研究表明，PET-CT在无症状的复发病灶诊断上具有较高的敏感度和特异性，但是该研究没有设置对照组[11]。Takenaka等对传统影像学检查（包括全身CT平扫，颅脑MRI等）与PET-CT进行了对比，结果显示两者在敏感性（0.73 vs. 0.82）及准确性（0.89 vs. 0.88）上均无显著差异[12]。目前尚无证据表明PET-CT在术后随访上优于胸部CT，因此临床常规不推荐术后无症状患者采用PET-CT复查。

鉴于目前尚无证据支持肿瘤标志物监测对于预测复发的意义，因此临床实践中，不推荐常规检测[3]。近年来，一些研究开始探讨术后循环肿瘤细胞（CTC）和循环肿瘤DNA（ctDNA）检测在预测复发的价值，但仍仅限于临床研究阶段。

对于局部晚期肺癌，在完成放化疗为主的多学科综合治疗后最佳随访策略的选择，目前尚无前瞻性临床试验可以提供依据。NCCN指南（Version 2.2019）推荐在治疗结束后前3年应每3~6个月进行一次胸腹部CT复查（包括肾上腺），之后2年每6个月一次，5年之后复查密度可改为每年一次[1]。PET-CT检查虽然在Ⅲ期患者最初的诊断分期中扮演着重要角色，但在患者复查过程中不常规推荐[13]，仅当CT检查发现异常时，可考虑行PET-CT来鉴别诊断，但最终仍需以细胞学或组织学检查作为判断复发的金标准。既往研究报道，完全性切除术后并接受辅助化疗和放疗的ⅢA期患者，脑转移是最常见的进展模式[14]。王思愚等通过回顾性分析单中心223例手术切除后的局部晚期NSCLC患者，纳入淋巴结转移数量、肿瘤组织学类型、TNM分期、辅助化疗等因素建立了预测发生脑转移风险的数学模型，并基于此模型来筛选脑转移高风险患者[15]。对于部分脑转移风险高的患者，是否应该在随访过程中进行头颅 MRI 检查，以便早期发现单个脑转移灶，从而给予高剂量照射，目前亦无证据支持其可以带来患者生存的获益，暂不推荐。

对于Ⅰ~ⅢA 期 NSCLC 患者，确诊肺癌后继续吸烟，会显著增加患者的死亡和复发风险，还能增加第二原发肺癌的风险[16]，因此，在随访过程中，应对患者吸烟状况进行评估，鼓励患者戒烟。对于晚期肺癌患者，近年来，随着维持治疗和靶向治疗的应用，患者在治疗过程中，如化疗 2~3 个周期或靶向治疗 2~3 个月，会定期进行影像学复查，以评估药物疗效。而对一线 4~6 个周期化疗结束后不接受维持治疗的患者，ESMO 晚期 NSCLC 临床实践指南推荐在一线化疗结束后 6 周随访一次，影像学复查每 6~12 周一次[17]，目前对这部分患者随访模式的确立仍然缺乏高级别证据。考虑到晚期肺癌侵袭性强、易复发，规律的随访可以早期发现肿瘤进展，在患者 PS 较好的状况下接受二线治疗，本指南根据 2019 年原发性肺癌编写专家集体投票，建议 6~8 周进行随访以及影像学复查。

参考文献

[1] ABERLE DR, BERG CD, BLACK WC, et al. The National Lung Screening Trial: overview and study design. Radiology, 2011, 258 (1) : 243-253.

[2] VANSTEENKISTE J, CRINO L, DOOMS C, et al. 2nd ESMO Consensus Conference on Lung Cancer: early-stage non-small-cell lung cancer consensus on diagnosis, treatment and follow-up. Ann

Oncol, 2014, 25 (8) : 1462-1474.

[3] COLT HG, MURGU SD, KORST RJ, et al. Follow-up and surveillance of the patient with lung cancer after curative-intent therapy: Diagnosis and management of lung cancer, 3rd ed: American College of Chest Physicians evidence-based clinical practice guidelines. Chest, 2013, 143 (5 Suppl) : e437S-e454S.

[4] WINTON T, LIVINGSTON R, JOHNSON D, et al. Vinorelbine plus cisplatin vs. observation in resected non-small-cell lung cancer. N Engl J Med, 2005, 352 (25) : 2589-2597.

[5] LOU F, HUANG J, SIMA CS, DYCOCO J, et al. Patterns of recurrence and second primary lung cancer in early-stage lung cancer survivors followed with routine computed tomography surveillance. J Thorac Cardiovasc Surg, 2013, 145 (1) : 75-81; discussion 81-72.

[6] DEMICHELI R, FORNILI M, AMBROGI F, et al. Recurrence dynamics for non-small-cell lung cancer: effect of surgery on the development of metastases. J Thorac Oncol, 2012, 7 (4) : 723-730.

[7] JOHNSON BE. Second lung cancers in patients after treatment for an initial lung cancer. J Natl Cancer Inst, 1998, 90 (18) : 1335-1345.

[8] CRABTREE TD, PURI V, CHEN SB, et al. Does the method of radiologic surveillance affect survival after resection of stage I non-small cell lung cancer ? J Thorac Cardiovasc Surg, 2015, 149 (1) : 45-52, 53. e41-43.

[9] BACKHUS LM, FARJAH F, LIANG CK, et al. Imaging surveillance and survival for surgically

resected non-small-cell lung cancer. J Surg Res, 2016, 200 (1) : 171-176.

[10] WESTEEL V, LEBITASY MP, MERCIER M, et al. IFCT-0302 trial: randomised study comparing two follow-up schedules in completely resected non-small cell lung cancer. Revue des maladies respiratoires, 2007, 24 (5) : 645-652.

[11] TOBA H, SAKIYAMA S, OTSUKA H, et al. 18F-fluorodeoxyglucose positron emission tomography/computed tomography is useful in postoperative follow-up of asymptomatic non-small-cell lung cancer patients. Interact Cardiovasc Thorac Surg, 2012, 15 (5) : 859-864.

[12] TAKENAKA D, OHNO Y, KOYAMA H, et al. Integrated FDG-PET/CT vs. standard radiological examinations: comparison of capability for assessment of postoperative recurrence in non-small cell lung cancer patients. Eur J Radiol, 2010, 74 (3) : 458-464.

[13] CUARON J, DUNPHY M, RIMNER A. Role of FDG-PET scans in staging, response assessment, and follow-up care for non-small cell lung cancer. Front Oncol, 2012, 2: 208.

[14] MAMON HJ, YEAP BY, JANNE PA, et al. High risk of brain metastases in surgically staged ⅢA non-small-cell lung cancer patients treated with surgery, chemotherapy, and radiation. J Clin Oncol, 2005, 23 (7) : 1530-1537.

[15] WANG SY, YE X, OU W, et al. Risk of cerebral metastases for postoperative locally advanced non-small-cell lung cancer. Lung cancer, 2009, 64 (2) : 238-243.

[16] PARSONS A, DALEY A, BEGH R, et al. Influence of smoking cessation after diagnosis of early

stage lung cancer on prognosis: systematic review of observational studies with meta-analysis. BMJ (Clinical research ed) . 2010, 340: b5569.

[17] PLANCHARD D, POPAT S, KERR K, et al. Metastatic non-small cell lung cancer: ESMO Clinical Practice Guidelines for diagnosis, treatment and follow-up. Ann Oncol, 2018, 29 (Supplement_4) : iv192-iv237.

7 附录

附录 1　第 8 版肺癌分期（2017 年 1 月 1 日起执行）

原发肿瘤（T）分期		区域淋巴结（N）分期		远处转移（M）分期	
Tx	原发肿瘤大小无法测量；或痰脱落细胞、支气管冲洗液中找到癌细胞，但影像学检查和支气管镜检查未发现原发肿瘤	Nx	淋巴结转移情况无法判断	Mx	无法评价有无远处转移
T0	没有原发肿瘤的证据	N0	无区域淋巴结转移	M0	无远处转移
Tis	原位癌				
T1a	原发肿瘤最大径≤ 1cm，局限于肺和脏层胸膜内，未累及主支气管；或局限于管壁的肿瘤，不论大小	N1	同侧支气管或肺门淋巴结转移	M1a	胸膜播散（恶性胸腔积液、心包积液或胸膜结节）
T1b	原发肿瘤最大径 >1cm，≤ 2cm，其他同 T1a			M1b	单发转移灶原发肿瘤对侧肺叶出现卫星结节；有远处转移（肺 / 胸膜外）
T1c	原发肿瘤最大径 >2cm，≤ 3cm			M1c	多发转移灶，其余同 M1b

第 8 版肺癌分期（2017 年 1 月 1 日起执行）（续表）

原发肿瘤（T）分期		区域淋巴结（N）分期		远处转移（M）分期	
T2a	原发肿瘤最大径 >3cm，≤ 4cm；或具有以下任一种情况：累及主支气管但未及距隆突；累及脏层胸膜；伴有部分或全肺、肺炎、肺不张	N2	同侧纵隔和（或）隆突下淋巴结转移		
T2b	肿瘤最大径 >4cm，≤ 5cm；其他同 T2a				
T3	肿瘤最大径 >5cm，≤ 7cm，或具有以下任一种情况：累及周围组织胸壁、心包壁；原发肿瘤同一肺叶出现卫星结节	N3	对侧纵隔和（或）对侧肺门，和（或）同侧或对侧前斜角肌或锁骨上区淋巴结转移		
T4	肿瘤最大径 >7cm，或侵及脏器：心脏、食管、气管、纵隔、横膈、隆突或椎体；原发肿瘤同侧不同肺叶出现卫星结节				

	N0	N1	N2	N3
T1a	Ⅰ A1	ⅡB	ⅢA	ⅢB
T1b	Ⅰ A2	ⅡB	ⅢA	ⅢB
T1c	Ⅰ A3	ⅡB	ⅢA	ⅢB
T2a	Ⅰ B	ⅡB	ⅢA	ⅢB
T2b	ⅡA	ⅡB	ⅢA	ⅢB
T3	ⅡB	ⅢA	ⅢB	ⅢC
T4	ⅢA	ⅢA	ⅢB	ⅢC
M1a	ⅣA	ⅣA	ⅣA	ⅣA
M1b	ⅣA	ⅣA	ⅣA	ⅣA
M1c	ⅣB	ⅣB	ⅣB	ⅣB

附录 2　2015 WHO 病理分类

组织学分型和亚型	ICDO 代码	组织学分型和亚型	ICDO 代码
上皮源性肿瘤		乳头状瘤	
腺癌	8140/3	鳞状细胞乳头状瘤	8052/0
胚胎型腺癌	8250/3	外生型	8052/0
腺泡型腺癌	8551/3	内翻型	8053/0
乳头型腺癌	8265/3	腺上皮乳头状瘤	8260/0
实性型腺癌	8230/3	混合性鳞状细胞及腺性乳头状瘤	8560/0
浸润性黏液腺癌	8253/3	腺瘤	
黏液 / 非黏液混合性腺癌	8254/3	硬化性肺泡细胞瘤	8832/0
胶样腺癌	8480/3	肺泡性腺瘤	8251/0
胎儿型腺癌	8333/3	乳头状腺瘤	8260/0

2015 WHO 病理分类（续表）

组织学分型和亚型	ICDO代码	组织学分型和亚型	ICDO代码
肠型腺癌	8144/3	黏液性腺囊瘤	8470/0
微浸润性腺癌		黏液性腺瘤	8480/0
非黏液型	8256/3d	间叶源性肿瘤	
黏液型	8257/3	肺错构瘤	8992/0
浸润前病变		软骨瘤	9220/0
不典型腺瘤样增生	8250/0d	具有血管周上皮样细胞肿瘤分化/特征的肿瘤	
原位腺癌		淋巴管平滑肌瘤病	9174/1
非黏液性	8250/2	血管周上皮样细胞肿瘤，良性	8714/0
黏液性	8253/2	透明细胞瘤	8005/0
鳞状细胞癌	8070/3	血管周上皮样细胞肿瘤，恶性	8714/3

2015 WHO 病理分类（续表）

组织学分型和亚型	ICDO 代码	组织学分型和亚型	ICDO 代码
角化型鳞状细胞癌	8071/3	先天性支气管周围肌纤维母细胞瘤	8827/1
非角化型鳞状细胞癌	8072/3	弥漫性肺淋巴管瘤病	
基底样鳞状细胞癌	8083/3	炎症性肌纤维母细胞瘤	8825/1
浸润前病变		上皮样血管内皮瘤	9133/3
鳞状细胞原位癌	8070/2	胸膜肺母细胞瘤	8973/3
神经内分泌肿瘤		滑膜肉瘤	9040/3
小细胞肺癌	8041/3	肺动脉内膜肉瘤	9137/3
复合性小细胞癌	8045/3	EWSR1-CREB1 异位的肺黏液肉瘤	8842/3
大细胞神经内分泌癌	8013/3	肌上皮肿瘤	
混合型大细胞神经内分泌癌	8013/3	肌上皮瘤	8982/0
类癌		肌上皮癌	8982/3

2015 WHO 病理分类（续表）

组织学分型和亚型	ICDO代码	组织学分型和亚型	ICDO代码
典型类癌	8240/3	淋巴瘤	
不典型类癌	8249/3	结外边缘区 B 细胞性淋巴瘤（MALT 淋巴瘤）	9699/3
浸润前病变		弥漫性大细胞性淋巴瘤	9680/3
弥漫性特发性肺神经内分泌细胞增生	8040/0	淋巴瘤样肉芽肿病	9766/1
大细胞癌	8012/3	血管内大 B 细胞淋巴瘤	9712/3
腺鳞癌	8560/3	肺朗格汉斯细胞组织细胞增生症	9751/1
肉瘤样癌		Erdheim-Chester 病	9750/1
多型细胞癌	8022/3	异位起源肿瘤	
梭形细胞癌	8032/3	生殖细胞肿瘤	

2015 WHO 病理分类（续表）

组织学分型和亚型	ICDO 代码	组织学分型和亚型	ICDO 代码
巨细胞癌	8031/3	成熟畸胎瘤	9080/0
肉瘤	8980/3	未成熟畸胎瘤	9080/1
肺母细胞瘤	8972/3	肺内胸腺瘤	8580/3
未分类的癌		黑色素瘤	8270/3
淋巴上皮样癌	8082/3	脑膜瘤，NOS	9530/0
NUT 癌	8023/3	转移性肿瘤	
唾液腺型肿瘤			
黏液表皮样癌	8430/3		
腺样囊性癌	8200/3		
上皮—肌上皮癌	8562/3		
多形性腺瘤	8940/0		

52检